ARCHIV FÜR TIERERNÄHRUNG

UNTER MITWIRKUNG VON

Prof. Dr. A. Hock, Berlin. Prof. Dr. Dr. W. Lenkeit, Göttingen.
Prof. Dr. Dr. h. c. K. Nehring, Rostock. Prof. Dr. Dr. W. Wöhlbier, Stuttgart-Hohenheim

HERAUSGEGEBEN VON

ERNST MANGOLD

Prof. Dr. med. Dr. phil. Dr. med. vet. h. c. Dr. agr. h. c. Dr. agr. h. c.
Direktor em. des Instituts für Tierernährungslehre
der Humboldt-Universität Berlin

7. BAND
Ausgegeben am 15. AUGUST 1957
HEFT
4

AKADEMIE-VERLAG · BERLIN

ARCH. TIERERNÄHRUNG · 7. BAND · NR. 4 · S. 193–256 · BERLIN · 15. AUGUST 1957

INHALT

Das Archiv für Tierernährung erscheint zweimonatlich in Heften zu 64 Seiten im Format 17,5 × 25 cm. Der Preis des Heftes beträgt DM 8,50. 6 Hefte werden zu einem Band vereinigt. Der Besteller muß sich zur Abnahme eines Bandes verpflichten. Die Hefte werden jeweils einzeln berechnet. Im Jahre erscheint nicht mehr als 1 Band. Bestellungen werden direkt an den Akademie-Verlag GmbH., Berlin W 8, Mohrenstraße 39 oder über eine wissenschaftliche Buchhandlung erbeten.

Manuskriptsendungen — zugelassen sind die vier Kongreßsprachen — sind an den Herausgeber, Herrn Prof. Dr. Ernst Mangold, Berlin N 4, Invalidenstr. 42, zu richten. Mit der Veröffentlichung geht das alleinige Verlagsrecht an das Archiv für Tierernährung über. Daher müssen Arbeiten, die bereits an anderer Stelle veröffentlicht worden sind, zurückgewiesen werden. Die Verfasser verpflichten sich, Manuskripte, die vom Archiv für Tierernährung angenommen worden sind, nicht an anderer Stelle zu veröffentlichen.

Die Verfasser erhalten von größeren wissenschaftlichen Arbeiten 50 Sonderdrucke unentgeltlich. Den Manuskripten beiliegende Zeichnungen müssen sauber, in zweifacher Größe ausgeführt sein. Wenn sie nicht voll reproduktionsfähig nach den Vorschriften des Normblattes DIN 474 eingereicht werden, ist die Beschriftung nur mit Bleistift einzutragen. Zur Herstellung von Netzätzungen sind nur einwandfreie Photographien brauchbar.

Für alle Literaturzitate sind die Vorschriften des Normblattes DIN 1502 und 1502 Beiblatt I maßgebend. Die Zitate müssen den Verfasser (mit den Anfangsbuchstaben der Vornamen), den vollständigen Titel der Arbeit und die Quelle mit Band, Seitenzahl und Erscheinungsjahr enthalten. Das Literaturverzeichnis soll alphabetisch geordnet sein.

Herausgeber und verantwortlich für den Inhalt: Prof. Dr. med. Dr. phil. Dr. med. vet. h. c. Dr. agr. h. c. Dr. agr. h. c. Ernst Mangold, Berlin N 4, Invalidenstraße 42 (Fernruf 42 49 64). Verlag: Akademie-Verlag GmbH., Berlin W 8, Mohrenstraße 39 (Fernruf: 20 03 86); Postscheckkonto: 350 21. Bestell- und Verlagsnummer dieses Heftes 1010/VII/4. Das Archiv für Tierernährung erscheint vorläufig jährlich in 1 Band zu 6 Heften. Bezugspreis je Einzelheft DM 8.50, ausschließlich Porto und Verpackung. Satz und Druck: Robert Noske, Borna (Bez. Leipzig). Veröffentlicht unter der Lizenz-Nr. 1213 des Amtes für Literatur und Verlagswesen der Deutschen Demokratischen Republik· Printed in Germany.

Aus dem Institut für Tierernährung der Martin-Luther-Universität Halle-Wittenberg
(Direktor: Prof. Dr. A. COLUMBUS)

A. COLUMBUS / W. HARNISCH / S. JAHN

Untersuchungen über den Futterwert von Grün- und Silomais beim Einsatz an Wiederkäuer und Schweine

Auf Grund seiner zahlreichen Nutzungsmöglichkeiten gewinnt der Mais als Futterpflanze auch im mitteldeutschen Gebiet eine zunehmende Bedeutung, worauf bereits ROEMER [15] bei seinen Betrachtungen über die Weiterentwicklung von Grün- und Silomaisanbau auf Grund höherer Nährstofferträge gegenüber anderen Saftfutterarten hinweisen konnte. Die von TIEMANN [19] als Stärkewert wiedergegebenen Vergleichserträge von Mais, Futterrüben, Sudangras und Sonnenblumen zeigten für Silomais eindeutige Höchsterträge auf. Nach einer von JORIS [8] aufgestellten Übersicht lassen sich beim Anbau von Silomais bei mittlerer bis mittelspäter Reife durchschnittlich je Hektar 85 bis 102 dz-Stärkeeinheiten gewinnen, gegenüber 54 bis 63 dz-Stärkeeinheiten beim Gehaltsrübenanbau.

Vergleichende Untersuchungen von HARNISCH [7] über Nährwerte einzelner Grünfutterarten im Verlaufe der Vegetation erbrachten für Grünmais bis zum Beginn der Blüte gegenüber Rotklee, Luzerne, Sonnenblume, Grünroggen und Grünhafer bei einem vergleichbaren Vegetationsstadium ebenfalls den Nachweis des höchsten Nährstoffertrages je Flächeneinheit (s. a. a. O.).

Anschließend erschien es angebracht, die Verwendungsmöglichkeiten von Grün- und Silomais in den Vegetationsstadien vom Kolbenansatz an bis zur Milch-, Glas- oder Wachsreife für die Wiederkäuer- und Schweinefütterung durch entsprechende Ausnutzungsversuche näher zu überprüfen.

Folgendermaßen wurde das Versuchsmaterial für unsere Betrachtungen terminologisch eingeteilt:

Grünmais	(Mais vor dem Kolbenansatz)	grün verfüttert ensiliert
Silomais	(Mais mit Kolben)	grün verfüttert ensiliert
Restmais	(Maispflanze, Kolben entfernt)	grün verfüttert ensiliert

Bei Gegenüberstellung eines einheitlichen Versuchsmaterials wird im Folgenden auch im Vergleich zu Maiskolben und Restmais die Gesamtpflanze als „Vollmais“ bezeichnet.

Kennzeichnung der Vegetationsstadien:

Grünmais vor der Blüte	
Grünmais in der Blüte	grün verfüttert
Grünmais vor dem Rispenschieben	ensiliert
Grünmais nach dem Rispenschieben	
Silomais mit jungen Kolben	
Silomais vor der Milchreife	grün verfüttert
Silomais in der Milchreife	ensiliert
Silomais nach der Milchreife	
Maiskolben⁺, sehr jung, noch grün	⁺ mit und ohne
Maiskolben⁺, vor der Milchreife	Lieschblätter
Maiskolben⁺, milchreif	frisch verfüttert
Maiskolben⁺, nach der Milchreife	ensiliert
Restmais, junge Kolben entfernt	
Restmais, Kolben vor der Milchreife entfernt	grün verfüttert
Restmais, Kolben milchreif entfernt	ensiliert
Restmais, Kolben nach der Milchreife entfernt	
Lieschblätter, grün, von Kolben vor der Milchreife	
Lieschblätter, von milchreifen Kolben	
Lieschblätter, von reifen Kolben	

Um den Mais im Stadium der Milch- bis Wachsreife auch im erhöhten Maße als Schweinemastfutter einsetzen zu können, was besonders bei Aberkennung von Saatmaisbeständen oder beim Silomaisbau in Kartoffelabbaugebieten geradezu notwendig erscheinen kann, ist davon auszugehen, die Kolben von Maispflanzen zu trennen und beide Teile getrennt zu verfüttern oder zu ensilieren. Danach gelangen die „Restmaispflanzen", Stengel und Blätter, an Wiederkäuer und die Kolben an Schweine zur Verfütterung. Nach ähnlichem Prinzip unternahmen auch DUNN, ELY, HUFFMAN, DUNCAN [4] erfolgreiche Fütterungsversuche mit ensilierten, abgeschlagenen Maiskolben und kornlosem Mais an Milchkühen.

Während für das Schweinemastfutter der kleinste Zerkleinerungsgrad anzustreben ist, kann der Voll- oder Restmais an Wiederkäuer gehäckselt verabreicht werden. Bei unseren Versuchen wurde der Voll- und Restmais mit dem Gebläsehäcksler in die Silos eingebracht. Die Silage war in einem sehr guten Zustand und wurde von den Schafen gern gefressen. Wenn auch anfangs die Freßlust bei den Tieren, die Restmaissilage erhielten, geringer war als die der Tiere mit Vollmaisfütterung, so konnte dies doch durch eine entsprechend lange Gewöhnungszeit ausgeglichen werden.

Hinsichtlich Struktur (s. Bild 1 u. 2) als auch Farbe und Geruch unterschieden sich die beiden Silagearten nur gering voneinander.

Mit den Maiskolben wurde der Versuch unternommen, sie einmal als ganze Kolben und zum anderen im zerkleinerten Zustand zu ensilieren. Die Zerkleinerung erfolgte mit einer Rübenmusmühle. Durch gewissenhaftes Festtreten des Futters und gutes Abdecken der Silos ist die Ensilierung in beiden Fällen sehr gut gelungen. Die Silage hatte einen schwachen Geruch. Die Produkte hatten hinsichtlich Farbe und Struktur (s. Bild 3 u. 4) keinerlei Veränderungen.

Besonders Abb. 3 läßt deutlich erkennen, daß die Kolben so gut erhalten geblieben sind, als seien sie frisch auf dem Felde gebrochen.

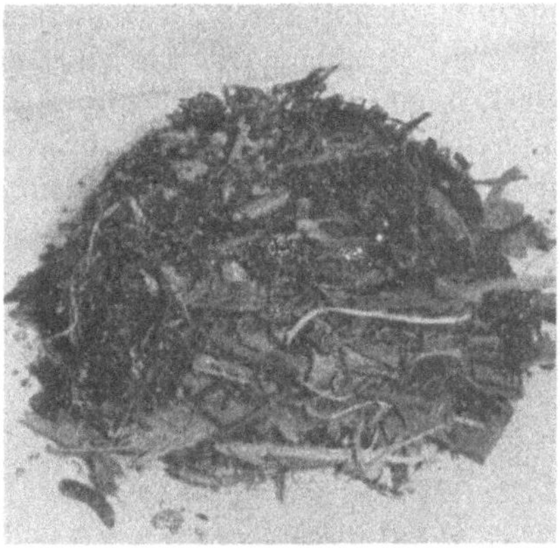

Abb. 1. Vollmaissilage für Wiederkäuer

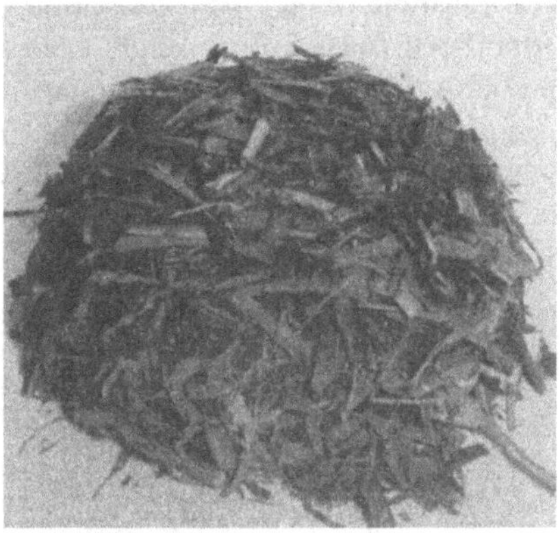

Abb. 2. Restmaissilage für Wiederkäuer

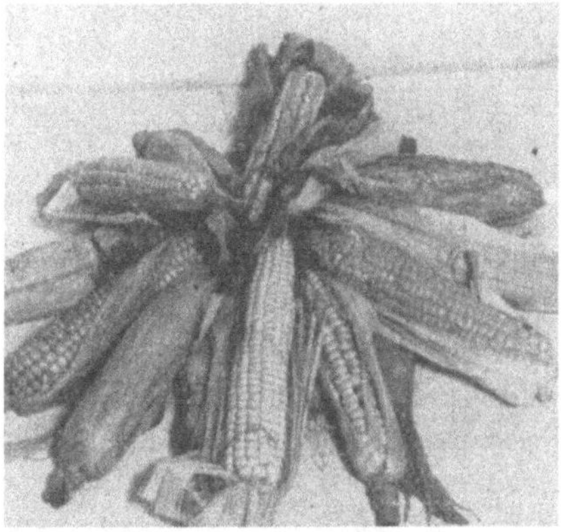

Abb. 3. Ganze Maiskolben aus Silo

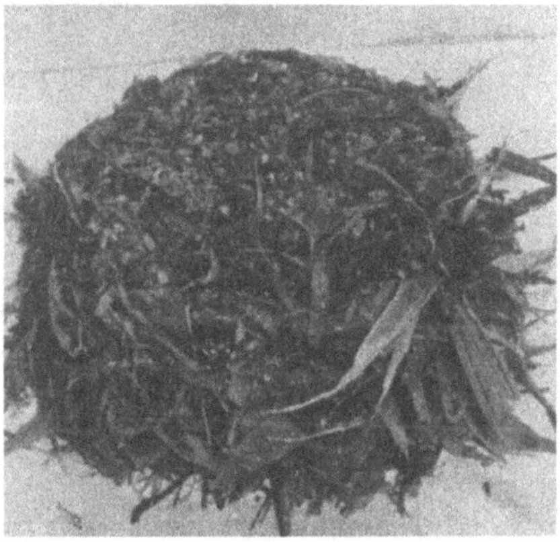

Abb. 4. Maiskolben mit Musmühle zerkleinert aus dem Silo

Auf der Lehr- und Versuchsstation Lettin wurde zur Prüfung der Futteraufnahme und des Masterfolges von Maiskolbensilage gegenüber Kartoffeln nachfolgend ein vergleichender Fütterungsversuch an Schweinen in Angriff genommen. Hierbei zeigte sich bisher, daß die ganzen Kolben von den Tieren sehr gern aufgenommen werden, dabei aber die Lieschblätter vollkommen als Futterrest zurückbleiben. Der anfallende Futterrest bei den zerkleinerten Kolben war etwas geringer, allerdings nahmen die Tiere von dieser Silage nicht so viel auf wie von den Kolben ohne Lieschblätter. Eine bessere Aufnahme wurde bei den Tieren erzielt, die die Kolbensilage in feinst zerkleinerter Form erhielten (siehe Abb. 5) Letztere Form gelangte bei den Versuchen an Schweinen zur Anwendung.

In dieser Form ist bei den Tieren in der Endmast eine Futteraufnahme von etwa 6–7 kg zu erreichen. Um einen guten Masterfolg zu gewährleisten, ist es notwendig, 6–10 kg Kolbensilage als Saftfuttergabe anzustreben. Da hierzu bei Verabreichung von Maiskolben mit Hüllblättern die feinste Zerkleinerung, in der Form wie Abb. 5 zeigt, erforderlich ist, dieselbe aber wiederum eines erhöhten Arbeits- und Kostenaufwandes bedarf, könnten nach den bisherigen Erfahrungen die Lieschblätter vor dem Ensilieren oder gleich beim Ausbrechen der Kolben entfernt und mit dem Restmais an Wiederkäuer eingesetzt werden.

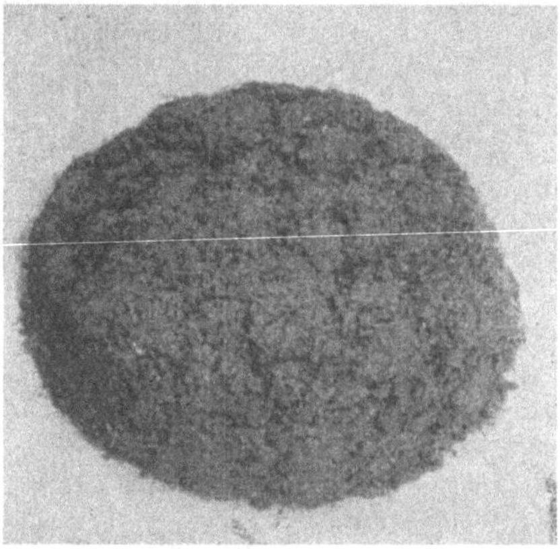

Abb. 5. Maiskolbensilage nach Zerkleinerung mit dem Elektrokutter

Versuchs- und Mastschweine nehmen dann von den ganzen Kolben bei besserer Ausnutzung genügend große Mengen auf.

Es kam also darauf an, zur Bestimmung des Futterwertes der getrennten Futterteile von Grün- und Silomais entsprechende Ausnutzungsversuche an Schafen und Schweinen vorzunehmen. Als Versuchsmaterial diente Mahndorfer Mais, der am 4. 6. 55 auf den Versuchsparzellen der Lehr- und Versuchsstation Lettin in einer Reihenweite von 50 cm mit einer Aussaatmenge von 90 kg/ha gedrillt und später auf einen Pflanzenabstand in der Reihe von 20 cm vereinzelt wurde. In der Zeit vom 1. 10. bis 22. 10. 1955 sind Verdaulichkeits- und N-Bilanzversuche an den genannten Tierarten mit Grünmaterial durchgeführt worden. Das Material zur Ensilierung wurde uns dankenswerterweise vom Institut für Pflanzenzüchtung Bernburg zur Verfügung gestellt. Die Ensilierung erfolgte am 3. 10. 1955. Mit gehäckseltem Vollmais, gehäckseltem Restmais, ganzen Kolben und zerkleinerten Kolben wurde je ein Silo beschickt. Die Zerkleinerung der Kolben geschah durch eine Rübenmusmühle. Die Silomaisversuche erstreckten sich über den Zeitraum vom 15. 11. bis 5. 12. 1955.

In Tabelle 1 seien die analytisch gefundenen Nährstoffteile von Grün- und Silomais sowie einzelner Pflanzenteile zu verschiedenen Erntezeiten zur Übersicht gegeben, wovon die für die Ausnutzungsversuche herangezogenen Materialien bei den weiteren Betrachtungen näher behandelt werden sollen.

Tabelle 1: *Nährstoffe in Prozent*

	Trocken-substanz %	Organische Substanz %	Roh-protein %	Roh-fett %	Roh-faser %	N-freie Extraktst. %	Roh-asche %
Vollmais, grün	17,19	15,93	1,53	0,39	4,70	9,31	1,26
Restmais, grün . . .	17,63	16,23	1,31	0,34	5,43	9,15	1,40
Maiskolben m. Hüllblättern v. d. Milchreife, grün	13,81	13,37	1,31	0,23	2,58	9,25	0,44
Maiskolben ohne Hüllblätter v. d. Milchreife, grün	16,22	15,69	1,89	0,35	2,86	10,59	0,53
Maiskolben m. Hüllblättern i. d. Milchreife	42,57	41,74	3,03	1,29	7,86	29,56	0,83
Maiskolben ohne Hüllblätter in der Milchreife	43,50	42,71	3,12	1,57	4,91	33,11	0,79
Lieschblätter, grün, von Maiskolben vor der Milchreife	16,47	16,03	1,05	0,13	5,31	9,54	0,44
Lieschblätter, gelb, von Maiskolben in der Milchreife	34,29	33,10	1,39	0,52	12,75	18,44	1,19
Maiskörner, milchreif	44,85	44,12	4,21	2,60	2,67	34,61	0,73
Kolbenspindel	39,82	39,07	1,07	0,14	12,53	25,33	0,75
Vollmais, ensiliert in der Milchreife .	22,93	20,30	1,89	0,68	6,99	10,74	2,63
Restmais, ensiliert in der Milchreife .	19,11	16,46	1,40	0,32	7,16	7,58	2,65
Maiskolben mit Hüllblättern, ensiliert in der Milchreife	29,51	27,94	4,71	1,06	4,47	17,70	1,57

Für die Versuche mit Grün- und Silomais standen 4 Mutterschafe der Ostfriesischen Milchschafrasse und 6 Börge der Rasse Veredeltes Landschwein zur Verfügung.

Die Verdaulichkeits- und N-Bilsanzversuche wurden nach dem bekannten Verfahren durchgeführt. Bei beiden Tierarten betrugen die Versuchszeiten gleichmäßig 10 Tage Vor- und 10 Tage Hauptperiode. Dem Versuchsfutter wurde über die gesamte Versuchszeit täglich eine Durchschnittsprobe von 1 000 g entnommen und im Vakuum bei 60° C getrocknet. Von der getrockneten Gesamtsammelprobe diente ein aliquoter Teil zur Vollanalyse. Das gleiche gilt für die gesammelten vorgetrockneten Tageskotmengen; vom Sammelharn wurde lediglich der N-Gehalt bestimmt.

Die eingewogenen Tagesrationen erhielten die Versuchstiere zu zwei Mahlzeiten, während das Tränkwasser ihnen wahlweise zur Verfügung stand.

Die Schafe nahmen das Versuchsfutter isoliert auf, hingegen fand bei den Schweinen zum energetischen Ausgleich noch eine Zugabe von verdaulichem N-freien Futter statt.

Versuche an Schafen. Je 2 in Stoffwechselboxen gehaltene Schafe erhielten als Versuchsfutter täglich die gleichen Mengen Vollmais grün und Restmais grün in fein gehäckselter Form, wobei als sogenannter Restmais die nach Kolbenentfernung übrigbleibende Maispflanze zu verstehen sei. Da die Maissilage durch den Silohäcksler nur grob zerkleinert war, wurde der Silomais vor Verabreichung des Futters nochmals durch einen „Grumbach-Futterreißer“ geschickt. Die Verdauungsbilanzen und -quotienten der einzelnen Rohnährstoffe sind je Versuchsgruppe und Einzeltier in Tab. 2 zu ersehen, während die Durchschnittswerte der Verdaulichkeit in Tab. 4 zusammengestellt sind.

Hieraus ist zu ersehen, daß der Unterschied bei den Verdauungsquotienten der einzelnen Rohnährstoffe zwischen Voll- und Restmais sowohl grün als auch ensiliert nur unbedeutend ist. In beiden Fällen zeigt sich jedoch die Tendenz, daß die Verdaulichkeit von Restmais etwas niedriger ist als die des Vollmaises. Die etwas größeren Schwankungen bei den Verdauungsquotienten für Rohfett und Rohfaser lassen sich aus den allgemein bekannten Gründen der bestehenden Schwierigkeiten bei der Versuchsdurchführung mit Saftfuttermitteln erklären. Daraus resultieren auch gleichzeitig die größeren Schwankungen für die Verdauungsquotienten der N-freien Extraktstoffe. Die höhere Verdaulichkeit der Rohfaser im Restmais gegenüber derjenigen im Vollmais läßt sich vielleicht daraus erklären, daß bei der Verfütterung von Restmais die Mikroorganismen im größeren Maße auf die Rohfaseranteile des isolierten Futters angewiesen sind als bei der Verfütterung von Vollmais, bei welchem durch den Kolbenanteil größere Mengen leicht verdaulicher Kohlenhydrate zugeführt werden. Die geringere Verdaulichkeit der Maissilage gegenüber dem Grünmais ist durch das fortgeschrittene Vegetationsstadium zu erklären. Während die Kolben des Grünmaises glasig grüne Körner hatten, war der Silomais in der vollen Milchreife, wobei die Körner eine vollkommen gelbe Farbe zeigten.

Tabelle 2: *Berechnung der Verdauungsquotienten bei Schafen (VQ %)*

	Trocken-substanz	Organische Substanz	Roh-protein	Roh-fett	Roh-faser	N-freie Extraktst.	Roh-asche
Gruppe I (Vollmais)							
Schaf 1 In 6000 g Vollmais . . . g	1035,00	960,00	91,20	22,80	286,80	559,20	75,00
in 333,0 g lufttr. Kot . . . g	308,96	269,46	35,00	6,99	119,05	108,42	39,49
verdaut in %	70,15	71,93	61,62	69,34	58,49	80,61	47,35
Schaf 2 In 6000 g Vollmais . . . g	1035,00	960,00	91,20	22,80	286,80	559,20	75,00
in 343,0 g lufttr. Kot . . . g	318,20	279,99	36,05	6,52	123,86	113,57	38,21
verdaut in %	69,26	70,83	60,47	71,40	56,81	79,69	49,05
Gruppe II (Restmais)							
Schaf 3 In 6000 g Restmais . . . g	1057,80	973,80	78,60	20,40	325,80	549,00	84,00
in 147,0 g Futterrest . . . g	30,02	28,00	1,76	0,59	9,36	16,29	2,01
in 5853 g Futter . . . . g	1027,78	945,80	76,84	19,81	316,44	532,71	81,99
in 362,0 g lufttr. Kot . . . g	335,07	296,04	31,17	6,59	125,94	132,35	39,02
verdaut in %	67,40	68,70	59,44	66,83	60,20	75,16	52,41
Schaf 4 In 6000 g Restmais . . . g	1057,80	973,80	78,60	20,40	325,80	549,00	84,00
in 346,0 g lufttr. Kot . . . g	321,40	279,88	31,31	7,54	113,66	127,36	41,52
verdaut in %	69,62	71,26	60,17	63,04	65,11	76,80	50,57
Gruppe I (Vollmaissilage)							
Schaf 1 In 4000 g Vollmaissilage . g	917,20	812,00	75,60	27,20	279,60	429,60	105,20
in 324,0 g lufttr. Kot . . . g	309,03	236,16	37,36	3,73	81,45	113,63	72,87
verdaut in %	66,31	70,92	50,58	86,29	70,87	73,55	30,73
Schaf 2 In 4000 g Vollmaissilage . g	917,20	812,00	75,60	27,20	279,60	429,60	105,20
in 358,0 g lufttr. Kot . . . g	342,39	268,54	38,91	5,26	101,64	122,72	73,86
verdaut in %	62,67	66,93	48,53	80,66	63,65	71,43	29,79
Gruppe II (Restmaissilage)							
Schaf 3 In 4000 g Restmaissilage . g	764,40	658,40	56,00	12,80	286,40	303,20	106,00
in 130,0 g Futterrest . . . g	27,73	23,48	1,60	0,25	10,80	10,84	4,25
in 3870 g Futter . . . . g	736,67	634,92	54,40	12,55	275,60	292,36	101,75
in 288,0 g lufttr. Kot . . . g	274,55	204,65	27,73	3,43	64,66	67,82	69,19
verdaut in %	62,73	67,77	49,03	72,67	76,54	76,80	32,00
Schaf 4 In 4000 g Restmaissilage . g	764,40	658,40	56,00	12,80	286,40	303,20	106,00
in 313,0 g lufttr. Kot . . . g	298,54	228,93	28,55	4,29	79,13	82,95	69,61
verdaut in %	60,94	65,23	49,02	66,48	72,37	72,64	34,33

Während uns für „Restmais" keine Vergleichsversuche anderer Autoren vorliegen, sind die Untersuchungen von FINGERLING [5] und TANGL [18] über die Verdaulichkeit von Grünmais in Vollreife oder vor und nach dem Rispenschieben mit unseren Verdauungswerten annähernd in Einklang zu bringen, wenn auch die N-freien Extraktstoffe bei unseren Versuchen mit 80% VQ gegenüber den 72–75% betragenden Vergleichswerten um durchschnittlich 5% höher verdaut wurden. Die für ensilierten Vollmais ermittelten VQ stimmen weitgehend mit den von FINGERLING, KIRSCH-JANTZON, SCHARRER-SCHREIBER und TANGL [5, 6, 9, 17, 18]) gefundenen VQ überein.
Das gilt für die VQ der organ. Substanz und N-freien Extraktstoffe als Mais-Kriterien in Höhe von 69 auf 72% im Rahmen einer Schwankungsbreite von 66–71% und 67–76% der genannten Autoren, während sich für VQ von Rohprotein = 44–75%, Rohfett = 60–87% und Rohfaser = 50–73% keine Übereinstimmung mit unseren Befunden in Höhe von 50, 83 und 67% ersehen läßt.

Versuche an Schweinen. a) Ausnutzungsversuche

Gruppe I erhielt das gleiche Versuchsfutter (Vollmais, grün) wie die Schafe, Gruppe II abgetrennte Maiskolben mit grünen Hüllblättern, Gruppe III die Maiskolben ohne Hüllblätter. Nach diesen zur selben Zeit gelaufenen Vergleichsversuchen wurden 3 Börge Nr. 3, 5 u. 6 zu Untersuchungen über die Ausnutzung von ensilierten, milchreifen und mit gelben Lieschblättern umhüllten Maiskolben herangezogen. Das Versuchsfutter für die Schweine wurde im Elektrokutter sehr fein zerkleinert, um den Anfall von Futterresten zu vermeiden. Die Berechnung der Verdaulichkeit in % für die einzelnen Rohnährstoffe ist in der Tabelle 3 zusammengestellt. In der folgenden Tabelle 4 sind wiederum die durchschnittlichen Verdauungsquotienten für die einzelnen Futterarten bei Schafen und Schweinen aufgeführt.

Die gleiche, bereits für die Schafversuch-Resultate aufgestellte Erklärung trifft auch für die Betrachtung der bei Schweinen gefundenen Verdauungsquotienten von grünen Kolben mit Lieschblättern und der Kolbensilage zu. Die Verdaulichkeit für Vollmais bei Schweinen liegt deutlich geringer als die Verdaulichkeit der Kolben. Bei den in Klammern gesetzten Verdauungsquotienten für Rohprotein handelt es sich um den „wahren" Verdauungsquotienten, da, wie aus der Tabelle 3 hervorgeht, die Rohproteinausscheidung im Kot höher liegt als die Rohproteinzufuhr und sich damit keine „scheinbare" Verdaulichkeit errechnen läßt, sondern erst noch der nach COLUMBUS [3] berechnete Darmverlust-N berücksichtigt werden muß.

Bei der Betrachtung der VQ für Kolben mit und ohne Lieschblätter läßt sich erkennen, daß das Entfernen der Lieschblätter eine höhere Verdaulichkeit mit sich bringt. Die allgemeine Verdaulichkeit der Kolbensilage ist natürlich nicht so hoch wie bei den übrigen Saftfuttermitteln für Schweine, z. B. Kartoffeln und Rüben, da durch den ungefähr 20%igen Spindelanteil und den ungefähr 12%igen Anteil an Lieschblättern der Gehalt an Rohfaser fast um das Doppelte höher liegt.

Tabelle 3: *Berechnung der Verdauungsquotienten bei Schweinen*

	Trocken-substanz	Organ. Substanz	Roh-protein	Rohfett	Rohfaser	N-freie Extraktst.	Rohasche
Gruppe I (Vollmais, grün)							
Schwein 1 In 2000 g Vollmais . . g	342,60	317,00	30,60	8,20	92,40	185,80	25,60
in 268,0 g lufttr. Kot . . g	248,44	219,60	35,67	5,87	75,98	102,08	28,84
verdaut in %	27,48	30,72	—	28,41	17,77	45,06	—
Schwein 2 In 2000 g Vollmais . . g	342,60	317,00	30,60	8,20	92,40	185,80	25,60
in 272,0 g lufttr. Kot . . g	250,73	220,84	36,94	5,06	74,50	104,34	29,89
verdaut in %	26,82	30,33	—	38,29	19,37	43,24	—
Gruppe II (Maiskolben m. Hüllbl.)							
Schwein 3 In 6000 g Kolben m. Bl. g	828,60	802,20	78,60	13,80	154,80	555,00	26,40
in 229,2 g lufttr. Kot . . g	215,24	197,20	31,45	8,39	69,86	87,51	18,04
verdaut in %	74,02	75,42	59,99	39,20	54,87	84,23	31,67
Schwein 4 In 6000 g Kolben m. Bl. g	828,60	802,20	78,60	13,80	154,80	555,00	26,40
in 225,0 g lufttr. Kot . . g	210,64	192,89	34,38	10,19	65,74	82,58	17,75
verdaut in %	74,58	75,95	56,26	26,16	57,53	85,12	32,76
Gruppe III (Maiskolben o. Hüllbl.)							
Schwein 5 In 6000 g Kolben o. Bl. g	973,20	941,40	113,40	21,00	171,60	635,40	31,80
in 218,0 g lufttr. Kot . . g	204,40	188,70	34,38	8,18	64,55	81,60	15,70
verdaut in %	78,99	79,96	69,68	61,05	56,56	87,16	50,63
Schwein 6 In 6000 g Kolben o. Bl. g	973,20	941,40	113,40	21,00	171,60	635,40	31,80
in 220,0 g lufttr. Kot . . g	208,21	191,11	33,09	6,60	64,33	87,10	17,09
verdaut in %	78,60	79,70	70,82	68,57	62,51	86,29	46,26
Maiskolben, ensiliert							
Schwein 3 In 4000 g Kolbensilage g	1180,40	1117,60	188,40	42,40	178,80	708,00	62,80
in 495,0 g lufttr. Kot . . g	477,92	382,83	60,64	25,05	106,33	190,82	95,09
verdaut in %	59,51	65,74	67,81	40,92	40,53	73,05	—
Schwein 5 In 4000 g Kolbensilage g	1180,40	1117,60	188,40	42,40	178,80	708,00	62,80
in 467,14 g lufttr. Kot . . g	453,50	364,14	63,44	25,79	111,88	163,03	89,36
verdaut in %	61,58	67,42	66,33	39,17	37,43	76,97	—
Schwein 6 In 4000 g Kolbensilage g	1180,40	1117,60	188,40	42,40	178,80	708,00	62,80
in 487,4 g lufttr. Kot . . g	470,19	368,21	63,77	30,91	107,30	166,24	101,98
verdaut in %	60,17	67,05	66,15	27,10	39,99	76,52	—

Tabelle 4: *Durchschnittliche Verdauungsquotienten*

	Trocken-Substanz	Organ. Substanz	Roh-protein	Rohfett	Rohfaser	N-freie Extraktst.
nach Versuchen an Schafen:						
Vollmais, grün	69,71	71,38	61,05	70,32	57,65	80,15
Restmais, grün	68,51	69,98	59,81	64,89	62,66	75,98
Vollmais, milchreif, ensiliert . . .	64,49	68,93	49,56	83,48	67,26	72,49
Restmais, milchreif, ensiliert . . .	61,84	66,50	49,03	69,58	74,46	74,72
nach Versuchen an Schweinen:						
Vollmais, grün	27,15	30,52	(39,48)	33,35	18,57	44,45
Kolben mit Lieschblättern, grün	74,30	75,68	58,12	32,68	56,20	84,68
Kolben ohne Lieschblätter, grün	78,80	79,83	70,25	64,81	59,54	86,72
Kolben, milchreif, ensiliert	60,42	66,74	66,76	35,73	39,32	75,51

b) N-Bilanz-Versuche. Mit den gleichen Versuchsproben fanden zur Bestimmung der biologischen Eiweißwertigkeit (BW) N-Bilanzversuche statt, deren Resultate aus Tabelle 5 zu ersehen sind.

Tafel 5: *Auswertung der N-Bilanzversuche an Schweinen*

	Maiskolben m. Hüllblättern grün		Maiskolben o. Hüllblätter grün		Maiskolben m. Hüllblättern Silage		
	S 3	S 4	S 5	S 6	S 3	S 5	S 6
Anfangsgewicht . . . . kg	125,00	130,00	110.00	97.00	146,50	129,50	115,75
Endgewicht . . . . . . kg	125,00	130,00	110,00	97,00	152,50	135,50	120,75
EHN g errechnet	3,576	3,659	3,320	3,086	3,968	3,700	3,463
DVN g errechnet	3,727	3,837	3,386	3,080	4,260	3,892	3,574
NEB g errechnet	7,303	7,496	6,706	6,166	8,228	7,592	7,037
N-Zufuhr	12,600	12,600	18,120	18,120	30,160	30,160	30,160
Harn-N . . . . . . g/Tag	6,607	6,689	8,580	7,900	8,475	8,125	7,525
Kot-N . . . . . . g/Tag	5,031	5,501	5,500	5,293	9,702	10,151	10,203
N-Ausscheidung . . g/Tag	11,638	12,190	14,080	13,193	18,177	18,276	17,728
N-Bilanz	0,962	0,410	4,040	4,927	11,983	11,884	12,432
BW %	73,17	72,29	67,14	69,74	81,77	81,49	82,74
BW % Durchschnitt . . .	72,73		68,44		82,00		

Über das angewendete Versuchsverfahren soll a. a. O. im Rahmen der Untersuchungen zur BW-Bestimmung verschiedener Grünfutterarten näher eingegangen werden. Abgesehen von den verschiedenen Daten der scheinbaren Verdaulichkeit, die auf eine verschieden hohe Aufnahmebereitschaft oder N-Zufuhr zurückzuführen ist, soll zunächst lediglich darauf hingewiesen werden, daß das untersuchte Grün- und Silomaisprotein, soweit es von Schweinen ausreichend aufgenommen werden kann, für Erhaltung und Wachstum als vollwertig zu bezeichnen ist. Das dürfte aus den in Tabelle 5 wiedergegebenen N-Bilanzresultaten eindeutig zu erkennen sein. Trotz verschieden hoher Proteinaufnahme liegen die BW-Daten für Maiskolben, grün, und Maiskolbensilage ziemlich gleichmäßig zwischen 70 und 80%. Nach diesen für Grün- und Silofutter in der Schweinefütterung recht hoch liegenden BW-Befunden, wäre frisches oder ensiliertes Maiskolben-Protein nach der Auffassung von LINTZEL [12] als „Leistungseiweiß“ gegenüber lysinarmem „Erhaltungseiweiß“ einzuschätzen, zumal die bei Schwein 3; 5; 6 täglich verabreichte Menge von 4 kg ensiliertem Kolbenmais 12,1 g N-Retention bewirkte, was 328 g Fleischansatz innerhalb 567 g Tageszunahme entsprechen könnte. Diese Schlußfolgerung läßt sich nicht ausreichend begründen. Gerade Lysin und Tryptophan gelten im Maisprotein als Limitanten für Erhaltung und Wachstum, wobei noch Züchtungs-, Bodendüngungs- oder Erntefaktoren mitentscheidend sein können. So fanden SÄUBERLICH, CHANG und SALMON [16] innerhalb 19 Maisproben eine Spanne von 6,8–12,0% Proteingehalt, wobei sich der Proteingehalt der Sorten zwischen 6,8 und 8,2% und derjenige von N-gedüntem Parzellenmais innerhalb 9,3 und 12% bewegte. Hierbei zeigte sich für Maisprotein oder Proben mit niedrigem gegenüber hohem Proteingehalt eine abnehmende Tendenz von 3,0 bis 2,4% Lysin und 1,19 bis 0,99% Tryptophan, was eindeutig auf zunehmende Zeinfraktionen des Maisproteines bei zunehmendem Proteingehalt zurückzuführen sei. Diese Ergebnisse sind durch Untersuchungen von MITCHELL und Mitarbeitern [13] erhärtet, wonach analog einem je Ernte- und Dungverfahren bei 3 verschiedenen Maissorten von 7,3 bis 20,0% ansteigenden Protein und partiellen Zeinanstieg ein Absinken tierexperimenteller BW-Resultate von 68,6% bis 49,2% festzustellen war.

Bezogen auf 9,5–11,7% Protein je Trockensubstanz erscheinen die hohen BW-Daten 72,7% für Maiskolben mit Hüllblättern und 68,4% für dieselben ohne Hüllblätter nach der zitierten Begründung durchaus erklärbar. Weniger zutreffend ist diese Kausalität für 82% BW der Bernburger-Versuchsprobe „ensilierte Maiskolben mit Hüllblättern“ und 19,9% Protein je Trockensubstanz. Für dieses ebenfalls gern aufgenommene Versuchsfutter wäre wegen früherer Aussaat und fortgeschrittener Reife ein höherer Trockensubstanzgehalt von 29,5% gegenüber 13,8 und 16,2% der Lettiner Versuchsproben zu bemerken. Auch dürfte die hohe N-Assimilation auf bessere Bodengüte und Düngung zurückzuführen sein. Das Protein von ensilierten Maiskolben kann hiernach eindeutig als Stimulus der N-Retention gelten.

Auswertung der Ergebnisse. Aus der nachfolgenden Tabelle 6 ist zu ersehen, daß die Maispflanze oder deren Bestandteile als Saftfutter zu verschiedenen

Erntezeiten, bezogen auf Trockensubstanz, einen unterschiedlichen Rohfasergehalt aufweisen kann, wobei nach HARNISCH [7] im Verlaufe der Vegetation in diesem Falle 4 Wochen vor Beginn der Blüte der auf Trockensubstanz bezogene Rohfasergehalt von 26,3 bis 31,7% ansteigt und in den nächsten beiden Wochen und fortschreitender Kolbenbildung auf 27,3% herabsinkt. Während die milchreifen Maiskolben ohne Lieschblätter 13,7–17,3%, Kolben mit Lieschblättern 15,1–22,2% und grüne Lieschblätter 32,2% Rohfaser aufzeigen, enthält grüner Restmais zur gleichen Zeit bereits 37,5% Rohfaser. Danach tritt für Vollmais von Beginn bis Ende der Kohlenhydrat-Assimilation im Maiskolben und des hierbei niedrig bleibenden Rohfasergehaltes ein Ausgleich für den zunehmenden Restmais-Rohfasergehalt ein. Will man beide Pflanzenteile in frischem oder ensiliertem Zustande zur Verfütterung an Schweine und Wiederkäuer heranziehen, erscheint es zweckmäßig, Ernte und Trennung vor fortschreitender Verholzung des Restmaises, also während der Milchreife vorzunehmen, zumal ein unterschiedlicher Rohfasergehalt mit Verdaulichkeit der organischen Substanz, dem verdaulichen Proteinanteil, Stärkewert oder verdaulichen Gesamtnährstoffen in Beziehung gebracht werden kann. Das dürfte auch aus den in Tab. 6 wiedergegebenen Vergleichswerten und den nachfolgenden Regressionsgleichungen (s. LINDER [11]) zu ersehen sein:

x = Rohfaser in %;
y = Verdaulichkeit in %;
verdauliches Rohprotein in %;
Stärkewert;
Gesamtnährstoff.

1. *Verdaulichkeit der organ. Substanz in %*

für Wiederkäuer = 85,68 – 0,62 x P = 0,1 % [1]

für Schweine = 136,56 – 3,73 x P = 1,80% [2]

2. *Gehalt an verdaulichem Rohprotein in der Trockensubstanz %*

für Wiederkäuer = 9,45 – 0,17 x P = 0,50% [3]

für Schweine = 15,76 – 0,44 x P = 2,15% [4]

3. *Stärkewert*

in 100 g Trockensubstanz = 78,46 – 0,94 x P = 0,90% [5]

Gesamtnährstoff

in 100 g Trockensubstanz = 130,32 – 3,45 x P = 1,95% [6]

Aus den Gleichungen ist zu ersehen, daß bei Erhöhung des Rohfasergehaltes um 1% in der Trockensubstanz die Verdaulichkeit der organischen Substanz

bei Wiederkäuern um 0,62%
bei Schweinen um 3,73%,

der Gehalt an verdaulichem Rohprotein in der Trockensubstanz

bei Wiederkäuern um 0,17%
bei Schweinen um 0,44%,

der Stärkewert der Trockensubstanz um 0,94
und der Gesamtnährstoff in der Trockensubstanz um 3,45 sinkt.

Tabelle 6: *Rohfasergehalt, VQ der organischen Substanz, Gehalt an verdaul. Rohprotein, Stärkewert und Gesamtnährstoff einiger Maispflanzenbestandteile*

Pflanzenbestandteile	Rohfaser in Trocken-substanz	VQ organ. Substanz		verd. Rohprotein in Trockensubstanz		Stärkewert Gesamtnährstoff i. d. Trockensubstanz		Autoren
	%	Wiederk. %	Schweine %	Wiederk. %	Schweine %	Wiederk.	Schweine	
Maiskolben ohne Lieschblätter, milchreif, ensiliert	13,75	82	—	8,1	—	79,3	—	KIRSCH; WERNER[10]
Maiskolben mit Lieschblätter, milchreif, ensiliert	15,15	75	67	4,7	10,5	56,6	64,7	eigene Untersuchung (f. Schafe i. Diff. verf.)
Maiskolben ohne Lieschblätter, v. d. Milchreife, frisch verfüttert	17,63	—	80	—	8,0	—	78,4	eigene Untersuchung
Maiskolben mit Lieschblätter, v. d. Milchreife, frisch verfüttert	18,68	74	75	7,5	5,8	65,9	73,9	eigene Untersuchung (f. Schafe i. Diff. verf.)
Silomais i. d. Milchreife, grün verfüttert	22,13	68	—	5,1	—	51,2	—	FINGERLING[5]
Silomais i. d. Milchreife, ensiliert	22,75	70	—	6,0	—	45,2	—	FINGERLING[5]
Silomais i. d. Milchreife, ensiliert	23,12	71	—	4,1	—	54,0	—	SCHARRER; SCHREIBER[17]
Silomais i. d. Milchreife, ensiliert	24,37	75	—	6,3	—	53,9	—	FINGERLING[6]
Grünmais v. d. Rispenschieben	24,67	67	—	6,7	—	53,3	—	TANGL[18]
Silomais i. d. Milchreife, ensiliert	25,56	70	—	4,8	—	55,6	—	TANGL[18]
Silomais v. d. Milchreife, grün	25,83	68	—	3,8	—	58,3	—	TANGL[18]
Silomais v. d. Milchreife, grün verfüttert	27,34	71	30	5,2	3,5	59,3	34,3	eigene Untersuchung
Grünmais nach dem Rispenschieben	27,60	67	—	7,3	—	50,0	—	TANGL[18]
Silomais i. d. Milchreife, ensiliert	30,48	69	—	3,9	—	52,8	—	eigene Untersuchung
Restmais, Kolben v. d. Milchreife entfernt, grün verfüttert	30,80	70	22	4,5	2,8	56,2	22,2	eigene Untersuchung (f. Schweine i. Diff. verf.)
Silomais i. d. Milchreife, ensiliert	31,16	66	—	2,6	—	51,4	—	KIRSCH; JANTZON[9]
Lieschblätter, grün	32,24	58	—	2,7	—	33,3	—	eigene Untersuchung (f. Schafe i. Diff. verf.)
Restmais, Kolben milchreif entfernt, ensiliert	37,47	67	—	3,7	—	50,3	—	eigene Untersuchung

Während AXELSSON [1] bei seinen statistischen Untersuchungen über den Einfluß des Rohfasergehaltes auf die Verdaulichkeit der organ. Substanz bei Rindern keine negativ unterschiedliche Einwirkung von Seiten der Grün- oder Trockenfutterarten feststellen und generell ein Absinken der VQ um 0,88% je 1% Rohfasermehraufnahme nachweisen konnte, ermittelten wir für grün und ensiliert verfütterten Silomais ein geringeres VQ-Absinken je 1% Rohfaser. Andererseits ist die bei Schweinen für die gleiche Rohfaser gefundene VQ-Verminderung um 3,73% mit derjenigen von AXELSSON [1] in Höhe von 1,68% nicht in Einklang zu bringen. Dabei wäre zwar zu berücksichtigen, daß es sich bei unseren Untersuchungen um ein verhältnismäßig kleines Zahlenmaterial handelt, das sich lediglich auf Grün- oder Silomais mit Rohfaserrelationen zwischen 15 und 31% erstreckte, während AXELSSON die Wirkung von 2,4–19,5% Rohfaser überprüfte. Nach neueren Untersuchungen von NEHRING und LAUBE [14] ist hinsichtlich der Verdauungsgrade noch die Struktur der Rohfaser ausschlaggebend, was infolge der inkrustierenden Einschließung sonst angreifbarer Nährstoffe in unterschiedlichem Maße für Stengel-, Blätter- und Kolbenteile beim Mais zutrifft. Abgesehen von diesen angedeuteten Ursachen verschiedener Verdauungsreaktionen je Rohfasergehalt und -struktur besteht doch die Möglichkeit mittels Gleichung 3; 4; 5; 6 den Gehalt an verdaulichem Rohprotein, Gesamtnährstoff oder den Stärkewert für den Trockensubstanzgehalt je Erntezeit in Beziehung zum Rohfasergehalt zu berechnen. Die in Tab. 7 für Wiederkäuer (a) und Schweine (b) von Grün-, Silo- und Kolbenmais berechneten Nährwerte entsprechen ziemlich genau den beobachteten Werten. Aus Tab. 7 a geht hervor, daß der Restmais (= Stengel und Blätter) in den beiden Vegetationsstadien, also vor und in der Milchreife nach dem Entfernen der Kolben, in seinem Nährwert gegenüber Vollmais (= Stengel + Blätter + Kolben) etwas verringert wird, jedoch bei rechtzeitigem Schnitt mit 49,5 und 43,5 Stw. je Tr.-Subst.-Einheit ein brauchbares Grundfutter darstellen kann. Auf Grund der bei Schweinen je % Rohfaseranstieg wesentlich höher als beim Wiederkäuer liegenden Verdaulichkeitsabnahme zeigt sich, daß die Trockensubstanz von Silomais in der Milchreife gegenüber dem jüngeren Wachstumsstadium, Silomais vor der Milchreife, weniger verdaul. Rohprotein und Gesamtnährstoff enthält (Tab. 7 b). Die folgenden Spalten für Maiskolben mit und ohne Lieschblätter lassen erkennen, daß durch das Entfernen der Kolben von der Gesamtpflanze und das Enthüllen der Kolben selbst der Nährwert verbessert werden kann.

Werden in der Tabelle 7 die jeweiligen Werte der bei den beiden Tierarten aufgeführten Maisprodukte miteinander verglichen, so zeigt sich, bezogen auf die Trockenmasse, z. T. ein Unterschied bei dem verdaulichen Rohprotein und zwischen Stärkewert und Gesamtnährstoff, der in den letzten Zeilen deutlich zum Ausdruck kommt.

Bei der Trennung der Kolben von der Maispflanze kommt es in nährstoffökonomischer Hinsicht darauf an, den Ertrag an verwertbaren Nährstoffen je Flächeneinheit für Wiederkäuer und Schweine bei Verfütterung der getrennten Teile vergleichend zu betrachten. Dabei wäre außerdem an eine Berücksichtigung der Vegetationsstadien zu denken.

Tabelle 7: *Nährwertdaten von Mais und seinen Bestandteilen*

a) für Wiederkäuer	100 Teile Futtermittel enth.			100 Teile Trockensubst. enth.	
	Tr.S.	verd. Rohprot.	Stw.	verd. Rohprot.	Stw.
Silomais v. d. Milchreife, grün verfüttert	17,2	0,8	9,1	4,8	52,8
Restmais, Kolben vor der Milchreife entfernt, grün verfüttert	17,6	0,7	8,7	4,2	49,5
Silomais in der Milchreife, ensiliert .	22,9	1,0	11,3	4,3	49,2
Restmais, Kolben milchreif entfernt, ensiliert	19,1	0,6	8,2	3,1	43,2
Maiskolben mit Lieschbl. vor der Milchreife, frisch verfüttert . . .	13,8	0,9	8,4	6,3	60,9
Maiskolben mit Lieschbl. milchreif, ensiliert	29,2	2,0	18,9	6,9	64,2

b) für Schweine	100 Teile Futtermittel enth.			100 Teile Trockensubst. enth.	
	Tr.S.	verd. Rohprot.	Ges.-Nährst.	verd. Rohprot.	Ges.-Nährst.
Silomais vor der Milchreife, grün verfüttert	17,2	0,6	6,2	3,7	36,0
Silomais in der Milchreife, ensiliert .	22,9	0,5	5,2	2,3	22,8
Maiskolben mit Lieschbl. vor der Milchreife, frisch verfüttert . . .	13,8	1,0	9,1	7,5	65,9
Maiskolben ohne Lieschbl. vor der Milchreife, frisch verfüttert . . .	16,2	1,3	11,3	8,0	69,5
Maiskolben mit Lieschbl. milchreif, ensiliert	29,5	2,7	23,0	9,1	78,0
Maiskolben ohne Lieschbl. milchreif, ensiliert	31,0	3,0	25,7	9,7	82,9

Nach eigenen Ermittlungen betragen die Kolbenanteile vom Gesamtpflanzenertrag durchschnittlich auf Frischmasse bezogen

vor der Milchreife	in der Milchreife
31%	23%

Werden erreichbare Erträge von 350 dz je Hektar vor der Milchreife und 400 dz je Hektar Silomais in der Milchreife zugrunde gelegt, so ist mit nachstehenden Erträgen an Kolben und Restmais zu rechnen (dz je Hektar):

		Kolben	*Restmais*	*Gesamtpflanze*
Frischmasse	Silomais vor der Milchreife	108,5	241,5	350,0
	Silomais in der Milchreife	92,0	308,0	400,0

Bei Berücksichtigung dieser Mengen Kolben, Restmais und Silomais insgesamt und der in Tabelle 7 (S. 207) zusammengestellten Nährwertdaten würden die Erträge je Flächeneinheit, gemessen in Trockensubstanz, Stärkewert, Gesamtnährstoff und verdaul. Rohprotein für Wiederkäuer und Schweine etwa in folgender Höhe liegen (Tab. 8):

Tabelle 8: *Hektarerträge in kg*

	Kolben	Restmais	Gesamtpflanze 1	Gesamtpflanze 2
Trockenmasse				
Silomais vor der Milchreife . . .	1500	4300	5800	6020
Silomais in der Milchreife . . .	2710	5880	8590	9160
Stärkewert (Wiederkäuer)				
Silomais vor der Milchreife . . .	910	2100	3010	3185
Silomais in der Milchreife . . .	1740	2530	4270	4520
Verdaul. Rohprotein (Wiederkäuer)				
Silomais vor der Milchreife . . .	100	170	270	280
Silomais in der Milchreife . . .	180	190	370	400
Gesamtnährstoff (Schweine)				
Silomais vor der Milchreife . . .	990	—	—	2170
Silomais in der Milchreife . . .	2120	—	—	2080
Verdaul Rohprotein (Schweine)				
Silomais vor der Milchreife . . .	110	—	—	210
Silomais in der Milchreife . . .	290	—	—	200

Bei den Gesamtmaispflanzen sind in der Spalte 1 die Mengen aufgeführt worden, die sich aus der Addition der Kolben- und Restmaisanteile ergeben, während bei den Werten der Spalte 2 die insgesamt geernteten Mengen und die Nährwertdaten für Vollmais berücksichtigt worden sind. Die Abweichungen sind relativ gering.

Danach entfallen auf die Kolben vom Gesamtertrag folgende Anteile (Tab. 9):

Tabelle 9: *Kolbenanteile (Gesamtertrag = 100)*

		Vor der Milchreife	In der Milchreife
Frischmasse		31	23
Trockenmasse		25—26	30—32
Stärkewert	Wiederkäuer . .	29—30	38—41
Verdaul. Rohprotein	Wiederkäuer . .	36—37	45—49
Gesamtnährstoff	Schweine	46	102
Verdaul. Rohprotein	Schweine	52	145

Aus der Tabelle ist zu ersehen, daß der Kolbenanteil am Gesamtertrag außer für Frischmasse bei milchreifem Silomais höher liegt als im Stadium vor der Milchreife. Demnach sind die Forderungen, den Silomais in der Milch-Wachsreife zu ensilieren, begründet.

Aus den Untersuchungen an Schweinen geht hervor, daß mit den isolierten Kolben, gemessen in Gesamtnährstoff, annähernd die gleichen Mengen geerntet werden können wie bei einer Vollernte (s. Tab. 8 S. 208 u. Tab. 9 S. 209). Das ist darauf zurückzuführen, daß die Kolben einen höheren Rohnährstoffgehalt aufweisen (s. Tab. 1 S. 197) und außerdem besser verdaut werden als der Vollmais (s. Tab. 4 S. 202), was sich auch aus den berechneten Nährwertdaten in Tab. 7 S. 207 erkennen läßt. Für das verdauliche Rohprotein sind die angedeuteten Unterschiede noch größer.

Bei getrennter Verfütterung von Silomais, der in der Milchreife ensiliert wird, kann also durchschnittlich je ha, gemessen in Stärkewert, Gesamtnährstoff und verdaul. Rohprotein, mit folgenden Erträgen gerechnet werden (400 dz je ha Frischmasse zugrunde gelegt):

2530 kg – Stw. in Restmais für Wiederkäuer
190 kg – verdaul. Rohprotein in Restmais für Wiederkäuer
2120 kg – Gesamtnährstoff in Kolben für Schweine
290 kg – verdaul. Rohprotein in Kolben für Schweine

Nach den vorangegangenen Betrachtungen würde das in nährstoffökonomischer Hinsicht bedeuten, daß je Flächeneinheit durch die Kolben eine volle Ernte an Gesamtnährstoff für Schweine und zusätzlich mit dem Restmais eine rund 60%ige Ernte, gemessen in kg-Stw., erzielt werden können. Hinsichtlich des verdaulichen Rohproteins ist es möglich, durch Verfütterung der Kolben an Schweine eine durchschnittlich 45%ige Ertragssteigerung gegenüber Vollmais und außerdem noch mit Restmais etwa 50% einer Vollmaisernte für Wiederkäuer zu erreichen.

Aus den durchgeführten Untersuchungen geht hervor, daß der Silomais von Schweinen und Wiederkäuern gut verwertet werden kann und eine Trennung in Kolben und Restmais geeignet erscheint, um in nährstoffökonomischer Hinsicht Höchsterträge je Flächeneinheit zu erzielen.

Zusammenfassung

Mit Hilfe von Ausnutzungs- und Stoffwechselversuchen an Schafen und Schweinen wurde die Frage untersucht, wieweit vom Grün- oder Silomais vor und in der Milchreife die abgebrochenen Maiskolben, mit und ohne Lieschblätter, und der Restmais, Stengel und Blätter, im Vergleich zum Vollmais für beide Tierarten zur Verfütterung herangezogen werden können.

Die technische Behandlung des Versuchsmaterials wird beschrieben.

Die absoluten Nährstoff-Bilanzdaten sind als Unterlage für biometrische Auswertung tabellarisch wiedergegeben.

Die berechneten Ergebnisse sind in Form einer Futterwerttabelle zusammengestellt. Der getrennte Einsatz von frischen oder ensilierten Maiskolben an Schweine und von Restmais an Wiederkäuer erscheint nach den Versuchsergebnissen anwendbar.

Literatur

[1] AXELSSON, J.: Bedeutung und Wert der Rohfaser für das Futter des Rindes. Die Tierernährung *12*, 414, 1940.

[2] Ders.: Das Futterverdauungsvermögen der Schweine und seine Konsequenzen für die Bewertung des Schweinefutters. Die Tierernährung *13*, 413, 1941.

[3] COLUMBUS, A.: Die Variabilität der biologischen Eiweißwertigkeit unter verschiedenen Bedingungen nach Stoffwechselversuchen an wachsenden Schweinen. Arch. f. Tierernährung *2*, 38, 1950.

[4] DUNN, K. M., ELY, R. E., HUFFMAN, C. F. and DUNCAN, C. W.: The value of snapped cornear silage and grainless corn silage (ears removed) for milk production. Quart. Bull. Michigan Agric. Exp. Stat. *37*, 223, 1954.

[5] FINGERLING, G., K. SCHMIDT u. B. HIENTZSCH: Der Stärkewert von badischem Grünmais und der daraus hergestellten Silage. Landw. Versuchsst. *117*, 229, 1933.

[6] Dies.: Der Stärkewert der Maissilage. Landw. Versuchsst. 113, 103, 1932.

[7] HARNISCH, W.: Untersuchungen über Nährwerte einiger Grünfutterarten im Verlaufe ihrer Vegetation. Kühn-Archiv *70*, 1957 (z. Zt. i. Druck).

[8] JORIS: Silomais in der Futterwirtschaft. Der Tierzüchter *8*, 5, 1956.

[9] KIRSCH, W., H. JANTZON: Vergleichende Untersuchungen über die Erträge an Roh- und verdaulichen Nährstoffen bei Rüben, Mais, Sonnenblumen, Markstammkohl und Topinambur und den Futterwert für die Milchleistung. Biedermanns Zentralblatt Abt. B: Tierernährung *6*, 159, 1934.

[10] KIRSCH, W. u. A. WERNER: Futter-Tabellen in A. WERNER „Richtig füttern". Deutscher Bauernverlag-Berlin 47, 1949.

[11] LINDER, A.: Statistische Methoden. Verlag Birkhäuser Basel, 2. Aufl. 1951.

[12] LINTZEL, W.: Probleme der Eiweißqualität im Erhaltungs- und Leistungsfutter beim Pflanzenfresser und beim Allesfresser. Beiheft zum Arch. f. Tierernährung *5*, 127, 1954.

[13] MITCHELL, H. H.: The dependence of the biological value of food proteins upon their content of essential amino acids. Festschrift der DAL Wiss. Abhandlungen V/2, 279, 1954.

[14] NEHRING, K. u. W. LAUBE: Untersuchungen über die Zusammensetzung der pflanzlichen Gerüstsubstanz in Grün- und Rauhfutterstoffen und ihren Einfluß auf die Verdaulichkeit dieser Futterstoffe. Arch. f. Tierernährung *5*, 177—215, 1955.

[15] ROEMER, TH. u. F. SCHEFFER: Lehrbuch des Ackerbaus. Verlag Paul Parey-Berlin 3. Aufl. 1949 S. 8—10.

[16] SÄUBERLICH, H. E., WAN YUIN CHANG and W. D. SALMON: The amino acid and protein content of corn as related to variety and nitrogen fertilization. The Journal of Nutrition *51*, 241, 1953.

[17] SCHARRER, K., R. SCHREIBER: Einsäuerungsversuche mit Silomais und Verdauungsversuche mit verschieden hergestelltem Maisgärfutter zu Schafen. Biedermanns Zentralblatt, Abt. B: Tierernährung *12*, 46, 1940.

[18] TANGL, H.: Der Mais als Futterpflanze. Tierzucht *9*, 422, 1955.

[19] TIEMANN, A.: Feldfutter- und Zwischenfruchtbau. Handbuch der Landwirtschaft, Bd. II, S. 465, 2. Aufl. P. Parey Verlag. Berlin-Hamburg 1953.

Eingegangen am 9. 2. 57

Aus dem Institut für Tierzucht der Martin-Luther-Universität Halle-Wittenberg
(Direktor: Prof. Dr. W. WUSSOW)

J. H. WENIGER und H. R. SCHUMM

Untersuchungen über die rechnerische Bestimmung des Nährstoffgehaltes ganzer Schweinekörper bzw. deren Schlachthälften

I. Einleitung

Mehrere Gründe waren für uns bestimmend, das bisher im hiesigen Institut gesammelte Analysenmaterial ganzer Schweinekörper unter obiger Themenstellung auszuwerten und zusammenzustellen. Gesamtkörperanalysen und Analysen von einzelnen Schlachtteilen wurden in Verbindung mit den verschiedensten Fragestellungen vorgenommen, wie die Arbeiten von CLAWSEN, SHEFFY und REID [3], CLAUSEN, JESPERSEN, THOMSEN [2], MØLLGAARD [9], SCHMIDT, FR. v. SCHLEINITZ, LAGNEAU und ZIMMERMANN [10], WENIGER und FUNK [11] u. a. zeigen.

Da einerseits eine totale oder teilweise chemische Analyse von Schlachtkörpern bzw. -teilen meistens nicht möglich ist, andererseits aber in vielen Fällen die angesetzten Nährstoffmengen interessieren, stellt sich die vorliegende Arbeit zur Aufgabe, eine einfache Methode nachzuweisen, mit der die Höhe der angesetzten Eiweiß- und Fettmengen im Schlachtkörper rechnerisch ermittelt werden kann. Dabei bildete die *chemische Gesamtkörperanlyse,* wie sie später beschrieben wird, die Grundlage für unsere Berechnungen.

Die Kenntnis des Nährstoffgehaltes einzelner Schlachtteile bzw. ganzer Schweinekörper ist andeutungsweise für folgende Arbeitsgebiete der Tierzucht und Tierernährung wesentlich.

Für die Bearbeitung von züchterischen Fragen sind derartige Angaben zur Erfassung der Schlachtqualität bzw. der Leistungsrichtung der Tiere bedeutungsvoll. Sie geben Aufschluß über die mengenmäßigen Anteile von Eiweiß und Fett und bilden somit einen Anhaltspunkt für die Qualitätsbeurteilung von Schlachtschweinen, da das Hauptaugenmerk der Züchtung auf der Erlangung eines bestimmten, jeweils angestrebten, quantitativen Verhältnisses von Fleisch zu Fett bzw. von Eiweiß zu Fett liegt. Aus der Erfahrung heraus, daß es Schwierigkeiten bereitet, an lebenden Schweinen zuverlässige Angaben über deren Ansatz von Fleisch und Fett zu machen, ist die züchterische Selektionsarbeit umso mehr auf eine möglichst genaue und anwendbare Methode zur Kontrolle des jeweils erreichten Zieles angewiesen.

Ferner erstreckt sich die Bedeutung einer vereinfachten Methode zur *Nährstoffberechnung* auch auf das Bereich von Fütterungsversuchen, in denen die Auswirkungen von Futtermitteln, Futterzusätzen, Mastmethoden usw. auf den *Nährstoffansatz des Tieres* geprüft werden sollen. Damit ergibt sich auch die Möglich-

Darstel

Arbeitsgang für die Nährstoff-

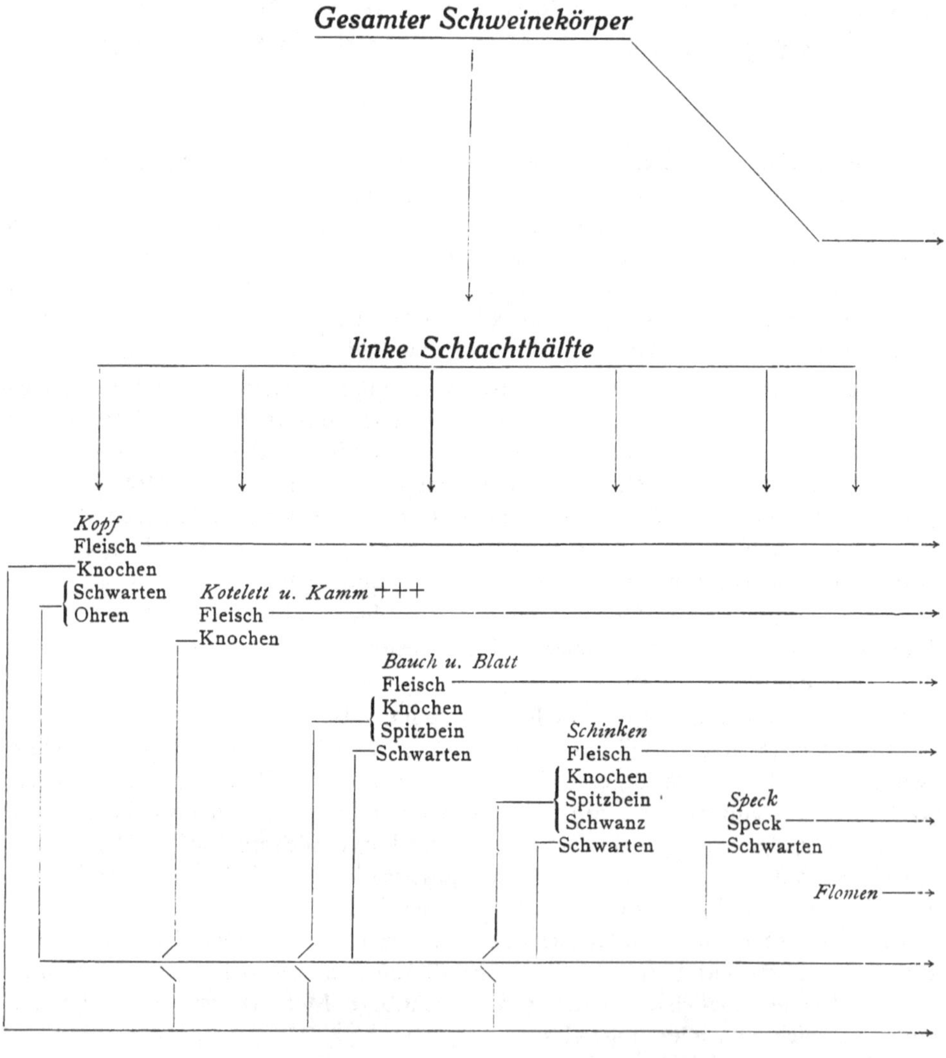

\+ Abfall = Augen, Augenlid, innere Ohrmuschel, Geschlechtsorgane, Klauen,

++ „Fleisch" eines Teilstückes enthält Fleisch und alles ein- und aufgelagertes

+++ hierzu zählt auch das Filet.

lung 1

Analyse ganzer Schweinekörper

Folgende Teile wurden *einzeln* analysiert:	Kurze Angaben über die Probenvorbereitung:
Blut	beim Ausbluten rühren ⋙→ wiegen ⋙→ Probenahme
Borsten	nach Brühen sammeln ⋙→ trocknen ⋙→ wiegen ⋙→ zerkleinern ⋙→ Probenahme
Abfall +	wiegen ⋙→ Autoklav ⋙→ Trockenschrank ⋙→ Mörser ⋙→ wiegen ⋙→ Probenahme
Gehirn und Rückenmark	wiegen ⋙→ Wolf ⋙→ Probenahme
Lunge und Schlund	wiegen ⋙→ Wolf ⋙→ Probenahme
Zunge	wiegen ⋙→ Wolf ⋙→ Probenahme
Leber	wiegen ⋙→ Wolf ⋙→ Probenahme
Nieren	wiegen ⋙→ Wolf ⋙→ Probenahme
Herz	wiegen ⋙→ Wolf ⋙→ Probenahme
Milz	wiegen ⋙→ Wolf ⋙→ Probenahme
Magen, Dünndarm, Dickdarm ohne Inhalt	wiegen ⋙→ Wolf ⋙→ Probenahme
Darmfett	wiegen ⋙→ Wolf ⋙→ Probenahme
Fleisch ++ vom Kopf	wiegen ⋙→ Wolf ⋙→ Kutter ⋙→ Probenahme
Fleisch ++ v. Kotelett u. Kamm	wiegen ⋙→ Wolf ⋙→ Kutter ⋙→ Probenahme
Fleisch ++ v. Bauch und Blatt	wiegen ⋙→ Wolf ⋙→ Kutter ⋙→ Probenahme
Fleisch ++ vom Schinken	wiegen ⋙→ Wolf ⋙→ Kutter ⋙→ Probenahme
Speck ohne Schwarten	wiegen ⋙→ Probenahme
Flomen	wiegen ⋙→ Probenahme
Schwarten der ges. Hälfte	wiegen ⋙→ Autoklav ⋙→ Wolf ⋙→ Probenahme
Knochen der ges. Hälfte	wiegen ⋙→ Autoklav ⋙→ Trockenschrank ⋙→ Mörser ⋙→ wiegen ⋙→ Probenahme

Galle und Blase ohne Inhalt.

Fett.

keit, in Fütterungsversuchen die tatsächliche Futterverwertung feststellen zu können, indem der Nährstoffaufwand nicht der in seiner chemischen Zusammensetzung stark variierenden Gewichtseinheit Lebendzuwachs, sondern dem mit einer bestimmten Futtermenge erzeugten Nährstoffansatz gegenüber gestellt wird.

Außerdem erscheint uns die Kenntnis des auf direktem Wege festgestellten Nährstoffgehaltes ganzer Schweinekörper wesentlich als Ergänzung für Stoffwechseluntersuchungen über längere Zeiträume und für Wachstumsuntersuchungen im Sinne der Møllgaardschen [9] Versuchsanordnung.

II. Die chemische Untersuchung des Nährstoffgehaltes ganzer Schweinekörper bzw. einzelner Schlachtteile als Voraussetzung für seine vereinfachte rechnerische Bestimmung

Die chemische Untersuchung der gesamten Schweinekörper wurde in der gleichen Weise vorgenommen, wie sie in unserer 1953 erschienenen Arbeit [12] bereits beschrieben wurde. Darstellung 1 soll den Arbeitsgang veranschaulichen, welcher für jedes Schwein notwendig war, um den Nährstoffgehalt des gesamten Körpers ausschließlich Magen-, Dünndarm-, Dickdarm-, Gallen- und Blaseninhalt (= Lebendgewicht leer) erfassen zu können.

Zunächst war es wesentlich, daß eine sorgfältige Aufteilung des ausgenommenen Schlachtkörpers durch Zersägen entlang der Wirbelsäule erfolgte, um aus dem Ergebnis einer Schlachthälfte Rückschlüsse auf die Zusammensetzung beider Hälften ziehen zu können. In unseren Versuchen traten maximale Gewichtsdifferenzen von 500 g zwischen beiden Schlachthälften auf, die die Genauigkeit der Endergebnisse in keiner Weise beeinflussen. Die linke Hälfte wurde weiterhin in die sechs aufgeführten Teilstücke zerlegt.

Die Schnittführung beim Abtrennen des Kopfes verläuft bei horizontal liegender Schlachthälfte mit senkrecht gehaltenem Messer fast gradlinig vom Hals in Höhe der vorderen Begrenzung des Vorderbeines durch das Kopfgelenk (articulatio atlantooccipitalis) bis zum Genickkamm des Hinterhauptbeines (occipitale).

Der Flomen kann bei der Zerlegung mit der Hand durch leichtes Ziehen in Richtung des Schinkens abgelöst werden.

Der Schinken wird mittels des sog. „Langschnittes" vom Rumpf abgetrennt. Zunächst erfolgt die Abtrennung vom Bauch durch einen Schnitt von der Flanke ausgehend, schräg nach oben verlaufend, in verlängerter Richtung des gestreckten Hinterbeines. Nach Entfernung des hinteren Lendenzipfels wird die vordere Begrenzung des Hüfthöckers (crista iliaca) festgestellt und die Abtrennung des Schinkens durch einen senkrecht zur Längsrichtung des Schweines verlaufenden Schnitt so vorgenommen, daß der Hüfthöcker gerade noch im Schinken verbleibt.

Die Trennungslinie zwischen Bauch und Kotelett wird bestimmt durch die tiefste Wölbung der Wirbelsäule. Der Bauch wird in der Art vom Blatt gelöst, daß die medialen Oberarmmuskeln am Blatt und die ersten 4 Rippen mit der intercostalen und lateralen Brustmuskulatur am Bauch verbleiben. Hinter dem Blatt in Höhe der 4.–5. Rippe erfolgt der Trennungsschnitt zwischen Bauch und Schulter senkrecht zur Längsrichtung.

Das Abtrennen von K o t e l e t t und K a m m vom Rückenspeck wird in aufgehängtem Zustand vorgenommen, nach vorheriger Markierung des Schnittes mit dem Messer über den Dornfortsätzen und entlang der Rippen.

Ein um das Blatt verlaufender Schnitt löst dieses vom S p e c k.

Die weitere Zerlegung und Untersuchung der Teilstücke geht aus Darstellung 1 hervor. Es wird ersichtlich, daß zur Ermittlung des Nährstoffgehaltes des gesamten Tierkörpers insgesamt 22 Einzelanalysen auf Trockensubstanz, Eiweiß, Fett und Asche in Doppeluntersuchungen notwendig waren. Ferner enthält die Darstellung auf der rechten Seite einige orientierende Angaben über die Art der Vorarbeiten und Vorbereitungen bis zur Probenahme. Unsere Methode begründet sich demnach allein auf die chemische Analyse und unterscheidet sich somit von den Methoden nach HARING und GRUHN [6], KIELANOWSKI und OSINSKA [7] und AUNAN und WINTERS [1]. Diese Verfasser entwickelten Schlachtmethoden, mit denen sie durch anatomische Zerlegung des Schlachtkörpers in Fleisch- und Fettanteile bzw. durch Wägung und Messung der für den Fleisch- bzw. Fettansatz besonders charakteristischen Körperpartien, unter weitgehendem Verzicht auf die chemischen Analysen, den Ansatz im Schweinekörper zu erfassen trachten.

Die in Darstellung 1 zur Anwendung gekommene Untersuchungsmethodik gibt zwar den Nährstoffgehalt des ganzen Tierkörpers mit größtmöglicher Genauigkeit an, erfordert aber ein nicht unerhebliches Maß an Aufwand. Die Verwendung der Angaben über den Nährstoffgehalt im Sinne der einleitenden Ausführungen hängt daher von einer Vereinfachung ihrer Ermittlung ab, bei der jedoch die Genauigkeit der Ergebnisse nicht in Frage gestellt sein darf.

Die Grundlage für die nachfolgenden Berechnungen bildeten die im ausführlichen Analysengang für jedes Tier bestimmten Nährstoffmengen. An diesen Angaben konnte stets die Genauigkeit unserer Rechenmethode gemessen werden.

III. D i e r e c h n e r i s c h e B e s t i m m u n g d e s F e t t - u n d E i w e i ß - g e h a l t e s v o n S c h l a c h t h ä l f t e n b z w. g a n z e r S c h w e i n e - k ö r p e r

Nach der im vorhergehenden Abschnitt beschriebenen ausfühlichen Untersuchungsmethode wurden von uns insgesamt 223 Schweine der Schlachtgewichtsklassen 100 kg, 110 kg, 130 kg und 150 kg analysiert, die alle für die nachfolgenden Berechnungen verwendet wurden.

Als Voraussetzung für eine Errechnung des Nährstoffgehaltes galt es, gesicherte Beziehungen von Einzeluntersuchungen zum gesamten Nährstoffgehalt des Tierkörpers zu finden, um diese für eine vereinfachte Berechnung auszunutzen. Ausgehend von der Tatsache, daß der Fettgehalt von Schlachthälften bzw. ganzer Schlachtkörper wesentlich größeren Schwankungen als der Eiweißgehalt unterworfen ist, wurde zunächst auf die Erfassung des ersteren Wert gelegt. Damit stellen diese Berechnungen eine Fortführung unserer 1953 begonnenen Arbeit [12] dar und zeigen ähnliche Überlegungen, wie sie bei CLAWSEN, SHEFFY und REID [3] zum Ausdruck kommen.

Ausgangspunkt der Berechnungen war die Tatsache, daß eine enge Beziehung zwischen dem Trockensubstanz- und Fettgehalt einer Fleischprobe besteht. Unter Verwendung aller unserer Analysenergebnisse an 948 Fleischproben verschiedenen Fettgehaltes von 12% bis 67% errechnete sich eine Korrelation zwischen

Fettgehalt und Trockensubstanz von $r = +0{,}995 \pm 0{,}0003$.

Dieses Berechnungsergebnis zeigt die direkte gradlinige Abhängigkeit beider Größen voneinander, ganz gleich, in welcher Höhe sich der Fettgehalt bewegt. Diese Beziehung wurde von uns bereits früher angeführt [12] und im reziproken Sinn auch von HOGAN, WEAVER, EDINGER und TROWBRIDGE [6], ELLIS und ZELLER [4], MITCHELL und HAMILTON [8] und anderen bestätigt. Diese Autoren setzten Wasser- und Fettgehalt in Relation zueinander und errechneten hieraus einen Korrelationskoeffizienten von $r = -0{,}98$. Aus oben genannter Korrelation zwischen Trockensubstanz und Fett einer Fleischprobe ergibt sich die Regressionsgleichung I, mit deren Hilfe aus einer bekannten Trockensubstanz der Fettgehalt errechnet werden kann:

$$\text{I.} \quad F = T \cdot 1{,}31 - 29{,}50.$$

Dabei bedeuten F den gesuchten Fettgehalt und T den ermittelten Trockensubstanzwert der betreffenden Probe.

Zur Trockensubstanzbestimmung werden zunächst ca. 500 g aus der gesamten zu untersuchenden Fleischmenge eines Teilstückes nach vorheriger Verarbeitung im Fleischwolf und im Elektrokutter entnommen. Davon gelangen zweimal 50 g in einer zuvor mit Sand und Glasstab gewogenen Schale bei einer Genauigkeit bis zur zweiten Dezimale zur Einwaage. Die Proben werden dann mit je 50 ccm 95%igem Alkohol verrieben, unter zeitweiligem Umrühren im Trockenschrank 6 Stunden bei 105° C getrocknet und nach dem Erkalten im Exsikkator zurückgewogen.

Für die weiteren Berechnungen war ferner der Umstand von Bedeutung, daß zwischen dem prozentualen Fett- und Eiweißgehalt einer Fleischprobe eine sichtbare Beziehung besteht, wie sie in Tabelle 1 demonstriert wird.

In dieser Tabelle wurde der prozentuale Fettgehalt aller Fleischproben in ansteigenden Klassen zu je 5% geordnet und dem dazugehörigen, chemisch bestimmten Eiweißgehalt gegenübergestellt. Es wird ersichtlich, daß mit steigendem Fettprozentgehalt der Eiweißgehalt sinkt, und zwar in der Form, daß bei einem Anstieg des Fettgehaltes um 5% sich der Eiweißgehalt um ca. 1% verringert. Diese Beziehung wird durch die hohe Signifikanz unterstrichen. Lediglich in den ersten beiden Klassen wirkt sich die geringe Probenanzahl etwas nachteilig aus.

Der an unseren Proben aus Tabelle 1 ersichtlichen großen Schwankungsbreite des Fettgehaltes von 12% bis 67% entsprach beim Eiweißgehalt nur eine solche von 18% bis 7%, was besagt, daß die Ableitung des Eiweißgehaltes aus dem Fettgehalt mit geringerer Fehlerquelle behaftet ist als umgekehrt. Dieser Umstand und die Tatsache, daß sich, wie gezeigt, der Fettgehalt aus der Trockensubstanz einfach und zuverlässig bestimmen läßt, war für uns der Anlaß, für alle weiteren Berechnungen vom Fettgehalt eines noch näher zu untersuchenden Teilstückes auszugehen. Unter dem Gesichtswinkel der Züchtung immer fleischreicherer Schweine mag es vielleicht als abwegig erscheinen, der Bestimmung des Fettansatzes zunächst den Vorzug zu geben. Jedoch darf nicht übersehen werden, daß alle züchterischen Maßnahmen mit dem Ziel der Verbesserung der Schlachtqualität eng mit dem Fettgehalt verbunden sind, ganz gleich, ob sie eine Erhöhung oder Verringerung desselben anstreben.

Tabelle 1. *Beziehungen zwischen prozentualem Fett- und Eiweißgehalt in Fleischproben geordnet nach ansteigendem Fettprozentgehalt*

Fettgehalt in Klassen von 5% ansteigend	Anzahl der Proben	Fettgehalt in %			Eiweißgehalt in %		
		M ± m	ρ	Signif.	M ± m	ρ	Signif.
10,00—14,99	7	12,50 ± 0,523	10,28	+++	17,89 ± 0,284	2,88	++
15,00—19,99	7	18,21 ± 0,188	15,56	+++	16,97 ± 0,146	2,33	+
20,00—24,99	61	22,88 ± 0,234	17,74	+++	16,36 ± 0,212	3,97	+++
25,00 - 29,99	112	27,83 ± 0,152	17,56	+++	15,45 ± 0,087	9,14	+++
30,00—34,99	91	32,17 ± 0,195	23,20	+++	14,36 ± 0,081	11,58	+++
35,00—39,99	108	37,89 ± 0,151	22,61	+++	12,97 ± 0,089	8,06	+++
40,00—44,99	129	42,45 ± 0,134	27,74	+++	12,02 ± 0,078	11,61	+++
45,00—49,99	170	47,55 ± 0,126	26,04	+++	10,78 ± 0,073	10,35	+++
50,00—54,99	150	52,29 ± 0,131	21,60	+++	9,73 ± 0,071	9,67	+++
55,00—59,99	89	57,13 ± 0,182	11,43	+++	8,57 ± 0,097	3,82	+++
60,00—64,99	32	61,73 ± 0,359			7,83 ± 0,168		
65,00—69,99	2	66,86			7,15		

Der nächste Schritt zur rechnerischen Bestimmung des Nährstoffgehaltes ganzer Schlachthälften war die Ermittlung desjenigen Teilstückes, dessen prozentualer Fettgehalt im „Fleisch" (siehe Darstellung 1) die engste Beziehung zu dem des „Fleisches" der übrigen Teilstücke bzw. der ganzen Schlachthälfte aufweist. Nach eingehender Prüfung wurde gefunden, daß der Fettgehalt des Schinkenfleisches in einem engen Abhängigkeitsverhältnis sowohl zum Fettgehalt des Fleisches der einzelnen Teilstücke als auch zu dem der gesamten Schlachthälfte steht.

Alle Angaben in den beiden Tabellen 2 und 3 sind nach steigendem Fettgehalt des Schinkenfleisches geordnet. In Tabelle 2 wird deutlich, daß der Fettgehalt in den Rubriken 6, 9 und 12 in Übereinstimmung mit dem Schinkenfettgehalt bei hoher Signifikanz ansteigt. Wird, wie in Tabelle 3, das Gesamtfleisch aller fleischenthaltenden Teilstücke zusammengefaßt (Rubrik 3) und in seinem Fettgehalt mit dem des Schinkenfleisches verglichen, so ist in allen Klassen ein gleichlaufender statistisch gesicherter Anstieg festzustellen. Und schließlich kommt in den Rubriken 6 und 9 der Fettgehalt der gesamten Schlachthälfte einschließlich

Tabelle 2. *Fettgehalt des Fleisches der Teilstücke geordnet nach ansteigendem Fettgehalt des Schinkenfleisches*

Fettgehalt des Schinkenfleisches in Klassen von 5% ansteig.	Anzahl d. Tiere	Fettgehalt im Fleisch vom Schinken %			Fettgehalt im Fleisch vom Kopf %			Fettgehalt im Fleisch vom Kotelett und Kamm %			Fettgehalt im Fleisch vom Bauch und Blatt %		
		M ± m	ϱ	Signif.	M ± m	ϱ	Signif.	M ± m	ϱ	Signif.	M ± m	ϱ	Signif.
1	2	3	4	5	6	7	8	9	10	11	12	13	14
—29,99	6	29,57 ± 0,085			43,17 ± 1,167			20,67 ± 1,056			36,00 ± 0,102		
30,00—34,99	31	32,90 ± 0,308	10,42	+++	48,68 ± 0,633	4,15	+++	23,87 + 0,504	2,74	++	40,39 ± 0,493	8,72	+++
35,00—39,99	72	38,14 ± 0,151	15,27	+++	52,79 ± 0,347	5,69	+++	27,07 ± 0,414	4,91	+++	46,14 ± 0,334	9,66	+++
40,00—44,99	73	42,34 ± 0,159	19,15	+++	55,06 ± 0,352	4,59	+++	28,93 ± 0,450	3,04	+++	49,06 ± 0,270	6,87	+++
45,00—49,99	37	46,72 ± 0,278	13,67	+++	58,61 ± 0,516	5,68	+++	30,28 ± 0,566	1,87	—	51,97 ± 0,346	6,63	+++
50,00—	4	53,00 ± 1,291	4,76	+++	64,25 ± 1,582	3,39	+++	34,50 ± 1,507	2,62	++	57,00 ± 1,500	3,27	+++

Tabelle 3. *Fettgehalt des Fleisches der Teilstücke gemeinsam und der Schlachthälfte geordnet nach ansteigendem Fettgehalt des Schinkenfleisches*

Fettgehalt des Schinkenfleisches in Klassen von 5% ansteigend	Anzahl der Tiere	Fettgehalt im Fleisch von Schinken, Kopf, Kotelett u. Kamm, Bauch u. Blatt %			Fettgehalt der linken Schlachthälfte %			Fettgehalt der linken Schlachthälfte ohne Flomen %		
		M ± m	ϱ	Signif.	M ± m	ϱ	Signif.	M ± m	ϱ	Signif.
1	2	3	4	5	6	7	8	9	10	11
— 29,99	6	30,50 ± 0,234			34,97 ± 0,340			33,50 ± 0,438		
			9,67	+++		7,43	+++		5,71	+++
30,00 — 34,99	31	34,71 ± 0,367			39,19 ± 0,455			37,23 ± 0,485		
			11,84	+++		10,28	+++		9,66	+++
35,00 — 39,99	72	39,85 ± 0,232			44,51 ± 0,247			42,43 ± 0,233		
			10,30	+++		9,48	+++		10,46	+++
40,00 — 44,99	73	43,08 ± 0,211			47,95 ± 0,266			45,95 ± 0,243		
			7,70	+++		7,03	+++		8,31	+++
45,00 — 49,99	37	46,94 ± 0,455			50,86 ± 0,317			49,17 ± 0,302		
			3,03	+++		5,45	+++		5,79	+++
50,00 —	4	52,00 ± 1,607			57,25 ± 1,130			55,50 ± 1,051		

Schwarten und Knochen mit bzw. ohne Flomen zur Einordnung. Das Ergebnis unterstreicht die enge Abhängigkeit zwischen Schinkenfettgehalt und Fettgehalt der ganzen Hälfte.

Verfolgt man die in den Tabellen 2 und 3 in Form einer einfachen Klassenabstufung dargestellten Beziehungen durch korrelative Berechnung, so ergeben sich die in Tabelle 4 aufgeführten Korrelationskoeffizienten. Diese Berechnungen wurden ebenfalls an der gesamten Tieranzahl von 223 Schweinen unter Einbeziehung aller Gewichtsklassen von 100 kg bis 150 kg durchgeführt.

Tabelle 4. *Korrelationskoeffizienten*

Prozentualer Fettgehalt des Schinkenfleisches zu:		
1) Fettgehalt von Flomen und Speck	. in g	r = + 0,74 ± 0,032
2) Fettgehalt im Fleisch von Kotelett und Kamm .	. in %	r = + 0,66 ± 0,024
3) Fettgehalt im Fleisch vom Kopf	. in %	r = + 0,78 ± 0,027
4) Fettgehalt im Fleisch von Bauch und Blatt .	. in %	r = + 0,80 ± 0,026
5) Fettgehalt im Fleisch von Kotelett und Kamm, Kopf, Bauch und Blatt, Schinken	. in %	r = + 0,96 ± 0,005
6) Fettgehalt der linken Schlachthälfte . . .	. in %	r = + 0,89 ± 0,154
7) Fettgehalt der linken Schlachthälfte ohne Flomen	. in %	r = + 0,94 ± 0,009

Die Korrelationskoeffizienten in Tabelle 4 geben Aufschluß über die unterschiedlich engen Beziehungen zwischen Fettgehalt des Schinkenfleisches zum Fettgehalt des Fleisches der übrigen Teilstücke einzeln (Korr. 1–4), sowie insgesamt (Korr. 5) und zum Fettgehalt der ganzen Schlachthälfte mit und ohne Flomen (Korr. 6 und 7).

Auffallend günstig liegt die Korrelation 5, aus der sich bereits die Möglichkeit der Fettgehaltsbestimmung der angegebenen 4 Teilstücke aus dem Fettgehalt des Schinkenfleisches ableiten läßt. Diese enge Beziehung gäbe uns unter Verwendung einer Regressionsgleichung bereits hinreichend Aufschluß über den Grad der Fetteinlagerung dieser Teilstücke und könnte in Verbindung mit ergänzenden Angaben über Flomengewicht und Speckdicke, welche in enger Relation zum Speckgewicht steht (r = + 0,86 ± 0,019) [11], bereits als Wertmaßstab für den Fleisch- und Fettansatz von Schlachthälften dienen. Für die Beurteilung und Auswertung von Schlachtschweinen im Rahmen der züchterischen Selektionsarbeit mag ein derartiges Verfahren genügend Hinweise geben. Da jedoch die Knochen und Schwarten gar nicht und der Speck nur mit Einschränkung erfaßt werden, handelt es sich bei den so gewonnenen Ergebnissen nur um Annäherungswerte, die für das in dieser Arbeit angestrebte Ziel der quantitativen Erfassung des Nährstoffgehaltes von Schlachthälften und ganzen Schweinekörpern nicht ausreichen.

Es werden deshalb die unter 6 und 7 in Tabelle 4 angegebenen korrelativen Beziehungen zwischen dem Fettgehalt des Schinkenfleisches und dem der linken

Schlachthälfte mit bzw. ohne Flomen verwendet. Diese besagen, daß der Fettgehalt des Schinkenfleisches sehr eng mit dem Fettgehalt der ganzen Schlachthälfte, besonders bei Weglassung des in seinem Gewichtsanteil stark variierenden Flomens, korreliert. Es wurde daher im weiteren Verlauf der Arbeit von dieser Beziehung ausgegangen und die aus der Korrelation 7 abgeleitete Regressionsgleichung

$$\text{II.} \quad F_h = F_s \cdot 0{,}83 + 10{,}45$$

den folgenden Berechnungen zu Grunde gelegt. F_h bedeutet den gesuchten Fettgehalt der Hälfte ohne Flomen, und F_s (Fettgehalt des Schinkenfleisches) wird als bekannter Wert aus der Regressionsgleichung I eingesetzt. Damit wäre der Weg gezeigt, wie aus der Trockensubstanz des Schinkenfleisches mit Hilfe der Regressionsgleichungen I und II der Fettgehalt einer Schlachthälfte ohne Flomen rechnerisch bestimmt werden kann. Zu diesem Zweck ist also lediglich die Abtrennung des Schinkens von der Hälfte nach beschriebener Methode notwendig, um das „Fleisch" durch saubere Entfernung der Schwarten und Knochen zu gewinnen.

Betrachtet man die Verteilung des Fettgehaltes einer Schlachthälfte, geordnet nach klassenweise ansteigendem Fettgehalt in Prozent, so ergeben sich die in den Tabellen 5 und 6 dargestellten Abstufungen.

Der Anstieg des Fettgehaltes der linken Hälfte (Rubrik 3) spiegelt sich wider im zusammengefaßten Fettgehalt der vier fleischenthaltenden Teilstücke (Rubrik 6) und im Fettgehalt von Speck und Flomen (Rubrik 9). Bemerkenswert erscheint uns jedoch, daß das Verhältnis des Fettansatzes in den beiden ausschließlichen Fettdepots (Speck und Flomen) zu dem in den vier fleischenthaltenden Teilstücken kein konstantes ist, sondern sich mit zunehmendem Fettgehalt des Schweines verengt (Rubrik 12). Das besagt, daß beim fetterwerdenden Schwein die Fettablagerung in relativ stärkerem Maße im Speck und Flomen erfolgt, als in den übrigen Körperpartien.

In den Teilstücken differenziert sich wiederum der Fettgehalt nach einer bestimmten Gesetzmäßigkeit, unabhängig vom erreichten Endgewicht. Diese Verhältnisse werden aus Tabelle 6 ersichtlich, wonach das Kopffleisch stets am fettesten ist und der prozentuale Fettgehalt in der Reihenfolge Bauch und Blatt, Schinken, Kotelett und Kamm abnimmt.

Die Regressionsgleichung II gestattet jedoch, wie gezeigt wurde, nur die Berechnung des Fettgehaltes der Schlachthälfte ohne Flomen, so daß nunmehr zur Bestimmung des gesamten Fettgehaltes der Hälfte die Addition des Flomenfettes erforderlich wird. Dazu ist die Gewichtsfeststellung des Flomens und die Kenntnis seines prozentualen Trockensubstanzgehaltes notwendig. Nach unseren Ermittlungen an 223 Flomenproben ergab sich ein prozentualer Trockensubstanzgehalt von:

$$96{,}75\,\% \pm 0{,}02 \qquad M \pm 3\,m = 96{,}47\,\% - 97{,}03\,\%.$$

Bei der recht geringen Streuung kann man auf die laboratoriumsmäßige Trokkensubstanzbestimmung im Einzelfall verzichten und ohne Bedenken den angegebenen Mittelwert von 96,75% zur Errechnung des Trockensubstanzgehaltes

Tabelle 5. *Fettverteilung in der linken Hälfte geordnet nach ansteigendem Fettgehalt der linken Hälfte in %*

Fettgehalt in Klassen von 5% ansteigend	Anzahl der Tiere	Fettgehalt der linken Hälfte in %			Fettgehalt des Fleisches von Schinken, Kotelett und Kamm, Bauch und Blatt, Kopf in % der linken Hälfte			Fettgehalt von Speck und Flomen in % der linken Hälfte			Verhältnis von Rubrik 9 zu 6		
		$M \pm m$	ϱ	Signif.	$M \pm m$	ϱ	Signif.	$M \pm m$	ϱ	Signif.	$M \pm m$	ϱ	Signif.
1	2	3	4	5	6	7	8	9	10	11	12	13	14
— 34,99	4	34,20 ± 0,123			21,40 ± 0,216			9,50 ± 0,539			2,18 ± 0,063		
			10,48	+++		4,84	+++		3,96	+++		2,67	+
35,00 — 39,99	25	37,80 ± 0,321			23,16 ± 0,293			11,84 ± 0,243			1,96 ± 0,053		
			14,46	+++		7,92	+++		8,38	+++		2,17	+
40,00 — 44,99	52	43,00 ± 0,160			26,08 ± 0,224			14,42 ± 0,189			1,82 ± 0,037		
			19,88	+++		8,19	+++		9,93	+++		2,82	++
45,00 — 49,99	101	47,32 ± 0,147			28,31 ± 0,155			16,84 ± 0,154			1,70 ± 0,021		
			15,98	+++		9,22	+++		4,45	+++		0,46	—
50,00 — 54,99	37	51,60 ± 0,224			30,89 ± 0,233			18,49 ± 0,337			1,68 ± 0,038		
			8,00	+++		3,39	+++		8,15	+++		4,08	+++
55,00 —	4	57,33 ± 0,680			33,00 ± 0,578			22,20 ± 0,306			1,48 ± 0,031		

Tabelle 6. *Fettgehalt im Fleisch der Teilstücke verschieden schwerer Edelschweine und veredelter Landschweine*

Fettgehalt im Fleisch vom Kopf %	Fettgehalt im Fleisch von Bauch und Blatt %	Fettgehalt im Fleisch vom Schinken %	Fettgehalt im Fleiseh von Kotelett u. Kamm %
	100 kg Schlachthausgewicht		
46,06	38,33	32,37	23,68
	110 kg Schlachthausgewicht		
51,48	43,97	36,63	25,71
	130 kg Schlachthausgewicht		
54,44	47,55	39,88	26,89
	150 kg Schlachthausgewicht		
55,23	47,94	41,32	27,29

verwenden. Wie sich gezeigt hat, besitzt die chemische Zusammensetzung der Trockensubstanz des Flomens eine auffallende Konstanz mit folgenden Werten (Tabelle 7).

Tabelle 7. *Chemische Zusammensetzung des Flomens* (Trockensubstanz = 100%)

Eiweiß %	Fett %	Asche %
1,35	98,55	0,10

Somit errechnet sich eine chemische Zusammensetzung des Flomens in der Ursubstanz von (Tabelle 8):

Tabelle 8. *Chemische Zusammensetzung des Flomens* (Bei Zugrundelegung von 96,75% Trockensubstanz)

Wasser %	Trocken-substanz %	Eiweiß %	Fett %	Asche %
3,25	96,75	1,31	95.35	0,09

Tabelle 9. *Eiweißgehalt des Fleisches der Teilstücke und der Schlachthälfte*

Fettgehalt des Schinkenfleisches in Klassen von 5% ansteigend	Anzahl der Tiere	Eiweißgehalt im Fleisch vom Schinken %			Eiweißgehalt im Fleisch vom Kopf %		
		M ± m	ϱ	Signif.	M ± m	ϱ	Signif.
1	2	3	4	5	6	7	8
— 29,99	6	14,60 ± 0,179			11,25 ± 0,229		
			2,86	++		3,29	+++
30,00 — 34,99	31	13,96 ± 0,134			10,29 ± 0,181		
			6,08	+++		3,70	+++
35,00 - 39,99	72	12,93 ± 0,104			9,53 ± 0,097		
			5,62	+++		3,45	+++
40,00 — 44,99	73	12,15 ± 0,092			9,02 ± 0,112		
			5,79	+++		4,31	+++
45,00 — 49,99	37	11,14 ± 0,148			8,14 ± 0,171		
			7,83	+++		0,57	—
50,00 —	4	8,55 ± 0,296			7,75 ± 0,665		

Unter Verwendung der zulässigen Verallgemeinerung des Trockensubstanzgehaltes und seiner chemischen Zusammensetzung kann nunmehr der absolute Fettgehalt des Flomens durch Multiplikation des Flomengewichtes mit 95,35% bestimmt werden.

Wird der aus der Regressionsgleichung II errechnete prozentuale Fettgehalt der Hälfte ohne Flomen mit ihrem Gewicht multipliziert und zu diesem Ergebnis die Fettmenge des Flomens addiert, so erhält man den absoluten Fettgehalt einer gesamten Schlachthälfte.

Es erhebt sich nunmehr die Frage, inwieweit man in Ergänzung der bisher gewonnenen Zahlen zur Bestimmung des Eiweißgehaltes übergehen kann. Hierzu veranschaulicht die Tabelle 9 die Beziehungen des prozentualen Fettgehaltes des Schinkenfleisches zum prozentualen Eiweißgehalt des Fleisches der Teilstücke und der ganzen Hälfte.

Übereinstimmend für alle Teilstücke und die Schlachthälfte kann festgestellt werden, daß mit ansteigendem Fettgehalt des Schinkenfleisches (Rubrik 1) der Eiweißgehalt kontinuierlich abfällt (Rubriken 3–17). Für die weiteren Konzeptionen erscheint die Rubrik 15 am bedeutungsvollsten, da sich der Fettgehalt des Schinkenfleisches ebenfalls als möglicher Ausgangspunkt für die Errechnung des Eiweißgehaltes der gesamten Schlachthälfte erweist. Der Eiweißgehalt der Hälfte (Rubrik 15) fällt bei Anstieg des Schinkenfettgehaltes in Klassen zu 5% jeweils um etwa 1% ab, wobei sich eine hohe Signifikation der Klassenmittel ergibt. Diese Beziehungen wurden bei der Berechnung des Eiweißgehaltes der Schlachthälfte zu Grunde gelegt, indem derjenige prozentuale Eiweißgehalt für die Berechnung Verwendung fand, der in die Klasse des jeweiligen Schinkenfettgehaltes fiel. Wegen der sehr stark unterschiedlichen Variationsbreite des

geordnet nach ansteigendem Fettgehalt des Schinkenfleisches

Eiweißgehalt im Fleisch vom Kotelett und Kamm %			Eiweißgehalt im Fleisch vom Bauch und Blatt %			Eiweißgehalt in der linken Schlachthälfte %		
M ± m	ϱ	Signif.	M ± m	ϱ	Signif.	M ± m	ϱ	Signif.
9	10	11	12	13	14	15	16	17
16,67 ± 0,305			13,07 ± 0,162			14,12 ± 0,189		
	0,95	—		3,64	+++		4,41	+++
16,33 ± 0,191			12,31 ± 0,132			13,25 ± 0,057		
	3,73	+++		7,47	+++		11,83	+++
15,46 ± 0,134			11,06 ± 0,103			12,11 ± 0,078		
	1,70	—		5,41	+++		6,38	+++
15,14 ± 0,133			10,50 ± 0,038			11,37 ± 0,086		
	0,55	—		4,77	+++		6,07	+++
15,00 ± 0,215			9,82 ± 0,142			10,56 ± 0,102		
	1,35	—		2,92	++		11,14	+++
14,00 ± 0,707			8,65 ± 0,375			9,00 ± 0,091		

Fettgehaltes im Schinkenfleisch einerseits (von 29%–55%) und des Eiweißgehaltes der Hälfte (von 15%–8,5%) wurde auf die Berechnung einer Regressionsgleichung verzichtet und obige Abstufung verwendet.

Zur Ermittlung des Nährstoffgehaltes des gesamten Schweinekörpers müssen schließlich noch die *„Innereien"* Berücksichtigung finden. Der Ausdruck „Innereien" ist hier im Interesse der rechnerischen Vereinfachung nicht ganz exakt, da neben Blut, Lunge mit Schlund, Zunge, Leber, Nieren, Herz, Milz, Magen, Dünndarm, Dickdarm, Gehirn und Rückenmark der Abfall (siehe Darstellung 1) mit hinzuzählt. Hier ist ebenfalls eine Vereinfachung unter Verwendung von gesicherten Durchschnittswerten unter Verzicht auf die chemische Vollanalyse möglich. Nach unseren Feststellungen an allen zur Untersuchung ge-

Tabelle 10. *Chemische Zusammensetzung des Darmfettes*
(In Prozent der Ursubstanz)

Trockensubst. %	Fett %	Eiweiß %	Asche %
100—120 kg Schlachtgewicht			
75,18	71,98	2,84	0,36
120—150 kg Schlachtgewicht			
78,79	74,75	3,67	0,37

langten Tieren im Schlachtgewicht von 100 kg bis 150 kg haben wir folgendes durchschnittliches Gewicht der Innereien ermittelt:

Innereiengewicht in g:

13786 ± 89   M ± 3 m = 13519 — 14053

Aus der chemischen Vollanalyse aller hier unter Innereien zusammengefaßten, einzeln untersuchten Teile ergaben sich an dem vorliegenden Versuchsmaterial folgende Fett- und Eiweißmengen:

Fett	in g = 1166 ± 12	M ± 3 m = 1130 — 1202
Eiweiß	in g = 2162 ± 19	M ± 3 m = 2105 — 2219

Bezieht man diese Zahlen auf das oben angegebene durchschnittliche Innereiengewicht, so erhält man nachstehende Prozentzahlen für Fett und Eiweiß:

Fettgehalt der Innereien	8,46%
Eiweißgehalt der Innereien	15,68%

Die Berechnung der absoluten Fett- und Eiweißmengen unter Verwendung dieser Prozentzahlen setzt natürlich die Feststellung des summarischen Gewichtes der Innereien in oben genannter Zusammensetzung als Bezugsgröße voraus.

Aus den gleichen Gründen wie beim Flomen wird das Darmfett aus den Durchschnittsberechnungen an den Innereien herausgelassen und gesondert aufgeführt. Da sich die chemische Zusammensetzung des Darmfettes bei zunehmendem Gewicht der Tiere ändert, ist es notwendig, folgende Abstufung bei der Errechnung des Nährstoffgehaltes des Darmfettes zu berücksichtigen (Tabelle 10).

Auch hier wird das Gewicht des Darmfettes des zu untersuchenden Tieres als Bezugsgröße für die Berechnung des absoluten Fett- und Eiweißgehaltes aus den in dieser Tabelle angegebenen Prozentzahlen benötigt.

Der Vollständigkeit halber sei erwähnt, daß 100–150 kg schwere Schweine ein Borsten-Trockengewicht von 400–600 g je nach Behaarung besitzen mit einer chemischen Zusammensetzung von 75,02% Trockensubstanz, 1,99% Fett, 71,41% Eiweiß und 1,62% Asche. Da das Sammeln der Borsten nach dem Brühen Schwierigkeiten bereitet, bleibt es zu erwägen, ob man ihr Gewicht für ein betreffendes Tier ermittelt oder ein angenommenes Gewicht in obiger Größenordnung zur Umrechnung zu Grunde legt.

In dem bisher beschriebenen Verfahren wird also der Nährstoffgehalt der Schweinehälften bzw. des Schweines in seiner Gesamtheit (Schlachthausgewicht minus Magen- und Darminhalt) nach Addition der in Teilrechnungen gewonnenen Einzelergebnisse erfaßt. Nachfolgendes Zahlenbeispiel beschreibt den Rechnungsgang im einzelnen.

Es erhebt sich schließlich noch die Frage, mit welcher Genauigkeit der *Nährstoffgehalt des Schweinekörpers* nach vorliegender Methode berechnet werden kann. Aus diesem Grunde wurden die auf rein rechnerischem Wege unter Wegfall jeglicher chemischen Analyse gewonnenen Nährstoffgehaltszahlen ganzer Scheinekörper den auf der Grundlage der Vollanalyse ermittelten Werten gegenübergestellt und korrelativ berechnet. Die gefundenen Korrelationskoeffizienten waren folgende:

Chemisch bestimmter Fettgehalt zu rechnerisch bestimmten
Fettgehalt des ganzen Schweinekörpers
$r = + 0{,}93 \pm 0{,}059$

Chemisch bestimmter Eiweißgehalt zu rechnerisch bestimmten
Eiweißgehalt des ganzen Schweinekörpers
$r = + 0{,}81 \pm 0{,}024$

Die beiden gefundenen Koeffizienten lassen die Brauchbarkeit des angewandten Rechnungsganges erkennen, was durch die Aufteilung der Tiere in bestimmte Fehlerklassen in Tabelle 11 noch unterstrichen wird.

Tabelle 11. *Abweichungen des errechneten vom chemisch bestimmten prozentualen Fett- und Eiweißgehalt ganzer Schweinekörper*

Abweichungen von der chemischen Analyse	Tieranzahl absolut	Tieranzahl prozentual
Fettgehalt		
bis 1%	125	56,1
bis 2%	71	31,8
bis 3%	21	9,4
bis 4%	6	2,7
	223	100,0
Eiweißgehalt		
bis 0,5%	151	67,7
bis 1,0%	61	27,4
bis 1,5%	11	4,9
	223	100,0

Aus Tabelle 11 geht hervor, daß bei der rechnerischen Ermittlung des Fettgehaltes ganzer Schweinekörper von 223 Tieren 196 Schweine = 87,9% keine größere Abweichung als 2% vom chemisch gefundenen Vergleichswert aufwiesen, wobei sogar über die Hälfte der Tiere (56,1%) unter 1% Differenz lagen.

Beim Eiweißgehalt beläuft sich die Anzahl der Tiere, die weniger als 1% vom Vergleichswert abweichen, auf 212 = 95,1%. 151 Schweine = 67,7% erreichten sogar nur eine Abweichung unter 0,5%.

Berechnet man aus der Differenz zwischen rechnerisch bestimmten und chemisch ermittelten Fett- und Eiweißgehalt den Mittelwert und die Streuung, so gelangt man zu folgendem Ergebnis:

Fettgehalt: $M = -0{,}03\%$ $\sigma = \pm 1{,}33$
Eiweißgehalt: $M = +0{,}02\%$ $\sigma = \pm 0{,}49$

Wie ersichtlich, liegt der Mittelwert der Differenzen sehr günstig und bestätigt die Richtigkeit des eingeschlagenen Rechenweges. Die Anbringung eines Korrekturwertes erweist sich als überflüssig.

Schließlich gibt die Darstellung 2 die Häufigkeitsverteilung der Differenzen von Eiweiß- und Fettgehalt wieder. Damit wird das Ergebnis der Tabelle 11 verdeutlicht und zum Ausdruck gebracht, daß die errechneten Werte sich günstig um den Mittelwert gruppieren.

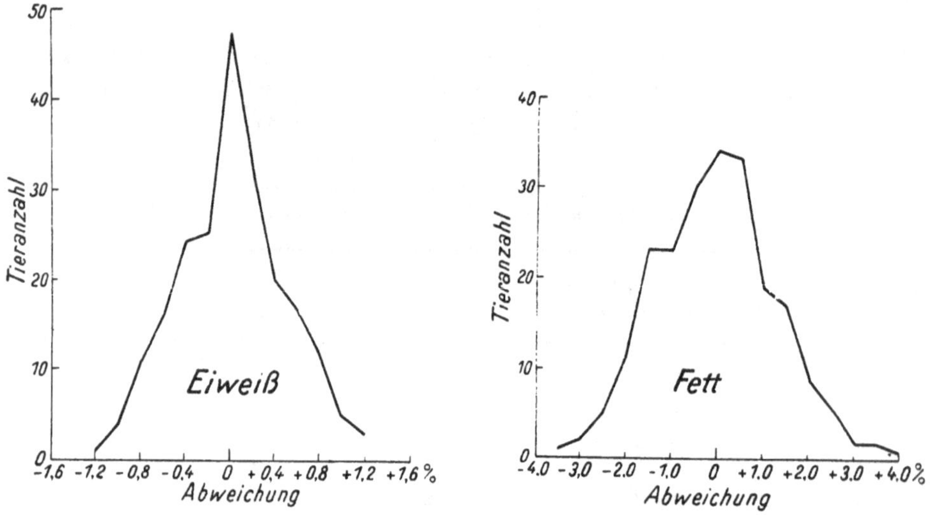

Darstellung 2

Für die in dieser Arbeit niedergelegten Berechnungsergebnisse wurden alle 223 zur Verfügung gestandenen Schweine gemeinsam ohne Rücksicht auf unterschiedliche Gewichtsklassen ausgewertet. Es wurde sorgfältig geprüft, ob das Schlachtgewicht in der Spanne von 100 bis 150 kg einen Einfluß auf die hier verwendeten korrelativen Beziehungen ausübt und gefunden, daß sich bei einer Trennung des Materials in einzelne Schlachtgewichtsklassen die Ergebnisse nicht genauer gestalten lassen. Die Verallgemeinerung der dargestellten Berechnungen ist daher für Schlachtgewichte innerhalb der untersuchten Gewichtsklassen zulässig.

Unser Material setzte sich aus Deutschen Edelschweinen, Veredelten Landschweinen, Sattelschweinen und Cornwallschweinen zusammen, wobei eine Berücksichtigung der vier von uns bearbeiteten Schweinerassen ebenfalls nicht notwendig ist.

Abschließend soll an einem Zahlenbeispiel der Gang der rechnerischen Nährstoffbestimmung veranschaulicht werden.

Zahlenbeispiel:

	errechnet:		chem. bestimmt:	
	Fett-gehalt g	Eiweiß-gehalt g	Fett-gehalt g	Eiweiß-gehalt g
Lebendgewicht leer: 100,1 kg				
Trockensubstanzgehalt des Schinkenfleisches (T_s) = 52,89%				
Errechnung des prozentualen Fettgehaltes des Schinkenfleisches (F_s) aus der Trockensubstanz des Schinkenfleisches (T_s) mit Hilfe der Regressionsgleichung I				
$F_s = T_s \cdot 1{,}31 - 29{,}50$ $F_s = 52{,}89 \cdot 1{,}31 - 29{,}50$ $F_s = 39{,}79\%$.				
(Der Fettgehalt des Schinkenfleisches kann selbstverständlich auch direkt durch die chemische Analyse ermittelt werden.)				
Errechnung des prozentualen Fettgehaltes der Hälfte ohne Flomen (F_h) aus dem Fettgehalt des Schinkenfleisches (F_s) mit Hilfe der Regressionsgleichung II				
$F_h = F_s \cdot 0{,}83 + 10{,}45$ $F_h = 39{,}79 \cdot 0{,}83 + 10{,}45$ $F_h = 43{,}48\%$				
Errechnung des absoluten Fettgehaltes der linken und rechten Hälfte ohne Flomen in g durch Multiplikation ihrer Kaltgewichte (G_l und G_r) mit F_h:				
G_l = 40 600 g Fettgehalt: $40\,600 \cdot 43{,}48$ =	17 653			
G_r = 40 200 g Fettgehalt: $40\,200 \cdot 43{,}48$ =	17 479			
Errechnung des absoluten Fettgehaltes in beiden Flomen durch Multiplikation ihrer Gewichte mit ermittelten durchschnittlichem Fettgehalt von 95,35% (s. Tab. 8)				
Flomengewichte = 2600 g Fettgehalt: $2600 \cdot 95{,}35$ =	2 479			
Errechnung des Eiweißgehaltes beider Hälften mit Flomen durch Multiplikation ihrer Gewichte mit dem zum jeweiligen Fettgehalt des Schinkenfleisches zugeordneten prozentualen Eiweißgehalt der linken Hälfte (s. Tab. 9 Rub. 15).				
G_l mit Flomen = 41 900 g Eiweißgehalt: $41\,900 \cdot 12{,}11$ =		5 074		
G_r mit Flomen = 41 500 g Eiweißgehalt: $41\,500 \cdot 12{,}11$ =		5 026		
Fettgehalt beider Hälften mit Flomen =	37 611		37 386	
Eiweißgehalt beider Hälften mit Flomen =		10 100		10 189

	errechnet: Fett-gehalt g	errechnet: Eiweiß-gehalt g	chem. bestimmt: Fett-gehalt g	chem. bestimmt: Eiweiß-gehalt g
Übertrag	37 611	10 100	37 386	10 189
Errechnung des Fett- und Eiweißgehaltes der „Innereien" in g durch Multiplikation ihres Gewichtes für Fett mit 8,46%; für Eiweiß mit 15,68% (s. S. 15).				
Gewicht der Innereien = 12 323 g				
Fettgehalt: 12 323 · 8,46 =	1 043		843	
Eiweißgehalt: 12 323 · 15,68 =		1932		1921
Errechnung des Fett- und Eiweißgehaltes des Darmfettes durch Multiplikation seines Gewichtes mit den nach Tabelle 10 für die jeweiligen Schlachtgewichtsklassen zutreffenden Prozentzahlen.				
Gewicht des Darmfettes = 1735 g				
Fettgehalt: 1735 · 71,98 =	1 249		1346	
Eiweißgehalt: 1735 · 2,84 =		49		53
Errechnung des Fett- und Eiweißgehaltes der Borsten durch Multiplikation ihres Gewichtes für Fett mit 1,99%; für Eiweiß mit 71,41% (s. S. 226).				
Gewicht der Borsten = 470 g				
Fettgehalt: 470 . 1,99 =	94		94	
Eiweißgehalt: 470 . 71,41 =		336		336
Fett- u. Eiweißgeh. des ganzen Schweines in g	39 912	12 417	39 604	12 499
Fett- u. Eiweißgeh. des ganzen Schweines in %	39,87	12,40	39,56	12,49

IV. Zusammenfassung

Einleitend wird auf die in mehrfacher Hinsicht notwendige Kenntnis des Nährstoffgehaltes von Schlachthälften und ganzen Schweinekörpern hingewiesen. Die Darstellung 1 veranschaulicht die Arbeitsgänge, welche erforderlich sind, um auf direktem Wege durch die chemische Analyse den Nährstoffgehalt zu bestimmen. Da dieses Verfahren einen nicht unbeträchtlichen Aufwand erfordert, liegt die Zielsetzung der Arbeit darin, eine Methode nachzuweisen, mit deren Hilfe unter Weglassung des ausführlichen Analysenweges die chemische Zusammensetzung ganzer Schweinekörper rechnerisch bestimmt werden kann.

Das Material, welches zur Auswertung kam, umfaßte 223 Schweine der Gewichtsklassen 100 kg, 110 kg, 130 kg und 150 kg, die nach der im Abschnitt II beschriebenen Schlacht- und Analysenmethode der vollständigen chemischen Untersuchung unterlagen. Diese Ergebnisse dienten bei der Auffindung einer vereinfachten rechnerischen Bestimmung als ständiger Vergleich für die Genauigkeit des jeweils angewendeten Verfahrens.

Zusammenfassend wurde folgendes ermittelt.

1. Es besteht eine enge Korrelation zwischen Trockensubstanz- und Fettgehalt einer Fleischprobe, so daß bei Anwendung der Regressionsgleichung I der Fettgehalt aus einer bekannten Trockensubstanz errechnet werden kann.

2. Der Fettgehalt des „Fleisches" (siehe Darstellung 1) vom Schinken kann mit Hilfe der Regressionsgleichung II zur Errechnung des Fettgehaltes der ganzen Schlachthälfte verwendet werden. Die korrelativen Beziehungen, die zu dieser Regression führten, werden aus Tabelle 4 Korrelation 7 ersichtlich. Desgleichen kann der nach Punkt 1 ermittelte Fettgehalt des Schinkenfleisches zur Bestimmung des Eiweißgehaltes nach Tabelle 9 herangezogen werden.

3. Die Arbeit enthält ferner Angaben über die rechnerische Ermittlung des Nährstoffgehaltes von Flomen, „Innereien", Darmfett und Borsten, wobei lediglich ihre Gewichtsfeststellung notwendig ist.

4. Nach Addition aller Teilergebnisse erhält man den Fett- und Eiweißgehalt des gesamten Schweinekörpers. Die Genauigkeit des Rechenverfahrens wird überprüft, wobei sich unter Einbeziehung aller 223 Tiere folgende Korrelationen ergeben:

Chemisch bestimmter Fettgehalt zu rechnerisch bestimmten
Fettgehalt des ganzen Schweinekörpers
$r = +0,93 \pm 0,059$

Chemisch bestimmter Eiweißgehalt zu rechnerisch bestimmten
Eiweißgehalt des ganzen Schweinekörpers
$r = +0,81 \pm 0,024$

Tabelle 11 belegt, daß 87,9% der Tiere im rechnerisch ermittelten Fettgehalt weniger als 2% vom Vergleichswert abweichen. 56,1% befanden sich unter 1%. Beim rechnerisch ermittelten Eiweißgehalt lagen 95,1% der Schweine unter 1% in ihrer Abweichung vom Originalwert.

Der Mittelwert und die Streuung der Differenzen zwischen dem rechnerisch bestimmten und chemisch ermittelten Fett- und Eiweißgehalt waren für:

den Fettgehalt: $M = -0,03\%$ $\sigma = \pm 1,33$
den Eiweißgehalt: $M = +0,02\%$ $\sigma = \text{v}\ 0,49$

5. Abschließend wird an einem Zahlenbeispiel die erarbeitete Methode erläutert.

V. Literatur

[1] AUNAN, W. J. and WINTERS, L. M.: A method for measuring the proportion of fat and lean tissue in swine carcasses. J. An. Sci. 11, 2, 1952, S. 319.

[2] CLAUSEN, HJ., JESPERSEN, J., THOMSEN, R. N.: Die anatomische und chemische Zusammensetzung des Schweines. Noch nicht veröffentlicht. Vortrag Göttingen 18. 2. 1955.

[3] CLAWSON, A. J., SHEFFY, B. R. and REID, J. T.: Some effects of feeding chlortetracycline upon the carcass characteristics and the body composition of swine and a scheme for the resolution of the body composition. J. o. An. Sc., Vol. 14, 1955, S. 1122—1132.

[4] ELLIS, N. R. and ZELLER, Z. H.: Effect of quantity and kinds of feed an economy of gains and body composition of hogs. U. S. D. A., Tech. Bul. 413, 1934.

[5] HARING, F. und GRUHN, R.: Anwendung verschiedener Methoden zur Bestimmung des Fett- und Fleischanteils bei Schweinen zur Beurteilung des Einflusses verschiedenartiger Fütterung und Abstammung auf die Futterverwertung. Arch. f. Tierern., Bd. 2, H. 4, 1952, S. 223—231.

[6] HOGAN, A. G., WEAVER, L. A., EDINGER, A. T. and TROWBRIDGE, E. A.: The relation of feed consumed to protein and energy retention. Mo. Agr. Exp. Sta. Bul. 73, 1925.

[7] KIELANOWSKI, J. i OSINSKA, Z.: Metody okreslania zawartosci tluszu i miesta w tuszach tucznikow miesnych. (Methods for Estimating Fat and Lean Content of Bacon Carcasses) Roczniki Nauk Rolniczych, Tom 67 — B —2. 1954.

[8] MITCHELL, H. H. and HAMILTON, T. S.: Swine type studies. III. The energy and protein requirements of growing swine and the utilization of feed energy in growth. Agr. Exp. Sta. Bul. 323, 1929.

[9] MØLLGAARD, H.: Analyse des Wachstums mittels Differentialgleichungen der Partialprozesse des synthetischen Stoffwechsels. Ztschr. f. Tierern. und Futtermittelk., Bd. 10, H. 1, 1955, S. 1—64.

/[10] SCHMIDT, J., SCHLEINITZ, M., LAGNEAU, E. und ZIMMERMANN, C.: Über die Zusammensetzung des Schweinekörpers bei Mastschweinen verschiedener Gewichtsklassen. Arb. d. deutsch. Ges. f. Züchtungsk., H. 59, 1933.

[11] SCHUMM, H. R.: Die Schlachtergebnisse der wichtigsten deutschen Schweinerassen unter dem Einfluß unterschiedlicher Fütterungsarten, Mastmethoden und Mastendgewichte. Kühn-Arch., Bd. 69, 1955, S. 331—384.

[12] WENIGER, J. H. und FUNK, K.: Ausschlachtungsversuche und Schlachtmethoden an Schweinen unter Berücksichtigung ihrer Futterverwertung. Arch. f. Tierern., Bd. 3, H. 3, 1953, S. 145 bis 159.

Eingegangen am 20. 2. 57

Aus dem Institut für Anatomie und Physiologie der Haustiere an der Universität Bonn
(Direktor: Prof. Dr. E. SCHÜRMANN)

R. MÜLLER und *D. HÖTZEL*

Zur Frage des Vergleichs von Ratte und Schwein bei der Proteinbewertung

I. Problemstellung

In Anbetracht der großen wirtschaftlichen Bedeutung und der durch die Entwicklung der Aminosäuren-Analytik neuerdings gebotenen Möglichkeiten treten Fragen der Proteinbewertung bei der Fütterung der Schweine wieder stark in den Vordergrund. Die diesbezüglichen Untersuchungen verlangen aber zweifellos einen hohen Aufwand, vor allem dann, wenn man die statistische Sicherung der Ergebnisse anstrebt. Im gleichen Maße wie die Probleme zunehmen, wird man daher bemüht sein, im Rahmen des Möglichen die Ratte als Versuchstier heranzuziehen. Zum mindesten werden grundlegende und allgemeine Fragestellungen an Ratten zu bearbeiten sein.

Von COLUMBUS [2], NEHRING[9], SCHILLER [10] und SCHNEIDER [4] wird auch im deutschen Schrifttum die Möglichkeit der Konvertierbarkeit der Versuchsergebnisse von Ratten auf Schweine positiv beurteilt. NEHRING [9] stellt grundsätzlich folgendes heraus: „Nachdem durch die verschiedenen Untersuchungen geklärt ist, daß die Vorgänge im Verdauungstraktus von Ratte und Schwein in ähnlicher Weise ablaufen, dürften keine großen Schwierigkeiten bestehen, die in Versuchen an Ratten erhaltenen Ergebnisse zur Bestimmung der biologischen Wertigkeit des Eiweißes als Grundlage für den Einsatz von Eiweißfutterstoffen heranzuziehen. ... Selbstverständlich bedürfen diese Untersuchungen einer Bestätigung durch Versuche an Schweinen; aber deren Zahl kann erheblich eingeschränkt werden.“

Die vorliegenden Ausführungen sollen einen weiteren Beitrag zu diesem Fragenkomplex geben. Neben einer allgemeinen Betrachtung über die Aminosäure-Bedarfszahlen von Ratte und Schwein wird die bei beiden Spezies aus den N-Bilanzdaten eigener Versuche ermittelte Eiweißverwertung bei gleicher Diät gegenübergestellt.

II. Grundlagen des Vergleichs von Ratte und Schwein

Die Eiweißwertigkeit eines Futtermittels als Folge der Wechselwirkungen zwischen Angebot aus der Nahrung und Bedarf des Organismus manifestiert sich in dem Verhältnis zwischen zugeführtem und im Organismus verwertetem Stickstoff. Die Frage, ob die an Ratten gewonnenen Eiweißwertzahlen auch für Schweine Gültigkeit haben, läßt sich demnach wie folgt unterteilen:

1. Ist der Aminosäure-Bedarf bei Ratte und Schwein unter gleichen Versuchsbedingungen, vor allem bei gleicher Leistungsrichtung und -größe übereinstimmend?
2. Ist die Verdauung des Proteins bei beiden Tierarten gleich?

Da letzten Endes auch die N-freien Bestandteile des Futters den Verlauf des Eiweißstoffwechsels m. o. w. beeinflussen, darf die Eiweißwertigkeit nicht nur in Bezug auf die zugeführten Stickstoffsubstanzen gesehen werden; sie ist vielmehr das Resultat der Gesamtwirkung des Futters. So ergibt sich als drittes Postulat für die Übereinstimmung der Eiweißwertzahlen von Ratte und Schwein, daß auch die anderen Nahrungsbestandteile des Versuchsfutters eine übereinstimmende Bedarfsdeckung gewährleisten müssen.

Zunächst soll dargestellt werden, inwieweit *der Aminosäurebedarf beider Tierarten übereinstimmt.* Dabei ist die Kombination der Aminosäuren untereinander ausschlaggebend. Das Aminosäure-Muster wird daher für die vorliegende Untersuchung am zweckmäßigsten durch das Mengenverhältnis aller Aminosäuren zu einer „Bezugsaminosäure" gekennzeichnet. In der Tabelle 1 ist der Bedarf zunächst in Prozenten der Ration angegeben, wie es in der Literatur allgemein gehandhabt wird. In der zweiten Spalte der Tabelle ist das Aminosäure-Muster auf Lysin = 100 bezogen.

Tabelle 1. *Vergleich der Aminosäure-Bedarfszahlen von Schwein und Ratte bei Berücksichtigung des Aminosäuren-Musters* *)

Aminosäuren	Aminosäure-Bedarfszahlen in % der Ration			Aminosäure-Muster (Lysin = 100)		
	Ratte	Schwein		Ratte	Schwein	
Arginin	0,2	0,2		20	20	
Histidin	0,4	0,4	0,38	40	40	35
Isoleucin	0,5	0,7	0,64	50	70	58
Leucin	0,8 ; 0,9	0,8	1,00	80 ; 90	80	91
Lysin	1,0	1,0	1,10	100	100	100
Methionin + Cystin	0,6	0,6	0,64	60	60	58
Phenylalanin + Tyrosin	0,7 ; 0,9	0,7		70 ; 90	70	
Threonin	0,5 ; 0,6	0 4	0,72	50 ; 60	40	65
Tryptophan	0,2	0,2	0,16	20	20	18
Valin	0,7	0,4	0,62	70	40	56

*) Die Aminosäure-Bedarfszahlen wurden den Zusammenstellungen von NEHRING [8], WILLIAMS und Mitarb. [11] und dem *Report of the Committee on Animal Nutrition, Agricultural Board* [3] entnommen.

Beim Vergleich des Aminosäure-Musters der Bedarfszahlen von Ratte und Schwein zeigt sich, daß die der Ratte zugeordneten Werte etwa im Streuungsbereich des Bedarfes der entsprechenden Aminosäure des Schweines liegen und umgekehrt. Einige Werte stimmen vollständig überein, und die am weitesten divergierenden Bedarfszahlen haben im wesentlichen einen höchsten oder niedrigsten Wert gemeinsam. Zusammenfassend darf daher unter Berücksichtigung der Unsicherheit der Bedarfszahlen (MÜLLER und HÖTZEL [5]) festgestellt werden. daß die Differenzen im Aminosäure-Bedarfsmuster zwischen Ratte und Schwein etwa innerhalb der Schwankungsbreite der Werte von Ratte zu Ratte und Schwein zu Schwein liegen.

Zur weiteren Stützung der Hypothese, daß die Aminosäure-Bedarfszahlen von Ratte und Schwein sich weitgehend entsprechen, können die Versuchsergebnisse von WILLIAMS und *Mitarbeitern* [11] herangezogen werden. Die genannten Autoren führten Aminosäure-Bestimmungen in der fett- und wasserfreien Körpersubstanz von Ratten und Schweinen während verschiedener Wachstumsstadien durch. Sie fanden eine enge Übereinstimmung in den Proportionen der den Organismus aufbauenden Aminosäuren zwischen Ratte und Schwein: „Not only is the pattern of amino acid composition comparable within each species at the different stages of growth, but also remarkably similar among the species. Analogue to the amino acid pattern is the observation that the amino acid requirements for growth of the rat, chick, and pig are notably alike."

Von seiten des Aminosäure-Bedarfes sind demnach – der einschränkenden Unsicherheit der Bedarfszahlen eingedenk – die Voraussetzungen gegeben, daß Eiweißwertzahlen, die in großangelegten Versuchen an Ratten gewonnen wurden, auf das Schwein übertragen werden dürfen.

Für die Übertragbarkeit der Proteinwerte von Ratten auf Schweine wurde eingangs die *zweite Forderung* aufgestellt, daß bei beiden Tierarten die Verdauungsvorgänge einheitlich ablaufen müssen, d. h., daß aus gleichem Futter nach Art und Menge gleiche Nahrungsbestandteile freigesetzt und resorbiert werden. Es ergeben sich zwei Möglichkeiten, wenn eine der beiden Tierarten geringere N-Mengen als die andere resorbiert. Entweder bleibt das Mengenverhältnis der Aminosäuren untereinander (Aminosäure-Muster) gewahrt und die biologische Wertigkeit ändert sich praktisch nicht, *oder* die Aminosäuren werden im Verdauungssystem der beiden Tierarten unterschiedlich freigelegt und resorbiert, weil möglicherweise bestimmte Proteinanteile unvollständig ausgenutzt werden. In diesem Falle würden sich m. o. w. stark abweichende biologische Wertigkeiten der Nahrungsproteine bei Ratte und Schwein ergeben.

Die nachfolgenden Versuchsergebnisse sollen zu einer Beantwortung der angeschnittenen Fragen beitragen und einen Weg aufzeigen, der die Übertragung von an Ratten gewonnenen Eiweißwertzahlen auf Schweine ermöglicht.

III. Vergleich eigener Versuchsergebnisse

Die zu nachfolgendem Vergleich herangezogenen Daten sind N-Bilanzversuchen entnommen, die in dieser Zeitschrift bereits beschrieben sind. Die Untersuchungen an Schweinen bei Fütterung einer Gerste-Magermilchdiät mit und ohne Lysinzulage (MÜLLER und MASSBERG [6]) wurden unter zum Teil gleichen Bedingungen an Ratten wiederholt (MÜLLER und HÖTZEL [5]). In den Tabellen 2 und 3 sind die Werte derjenigen Versuche, die bei Ratte und Schwein unter im wesentlichen gleichen Versuchsbedingungen durchgeführt wurden, niedergelegt.

Tabelle 2. *Stoffwechseldaten und Wertzahlen von Versuchen an Schweinen*

Vers. Nr.	Vers.-Dauer (Tage)	Anzahl der Tiere	Ø Gewicht kg	Verhältnis v. Milchpulver zu Gerste	Zulage in v. H. der Diät	N-Zufuhr (g)	Kot-N (g)	res. N (g)	Harn-N (g)	N-Bil. (g)	EHN (g)	DVN (g)
1	7	4	44	1 : 17,5	ohne	31,22	6,170	25,05	9,662	15,388	1,937	2,64
3	7	4	40	1 : 17,5	0,53% DL-Lysinsulf.	32,65	6,972	25,678	7,398	18,290	1,829	2,64
10	7	2	40	1 : 20	ohne	39,33	8,675	30,655	11,855	18,800	1,829	2,92
9	7	2	40	1 : 20	0,66% DL-Lysinsulf.	40,73	8,095	32,635	10,380	22,255	1,829	2,92

Vers. Nr.	„scheinbare" Verd. Koeff.	„scheinbare" Verd Koeff. in % d. Grundf. Wertes	„wahre" Verd. Koeff.	„wahre" Verd. Koeff. in % d. Grundf. Wertes	BW	BW in % d. Grundf. Wertes	EW	EW in % d. Grundf. Wertes	PEW	PEW in % d. Grundf. Wertes
1	80,2	100	88,7	100	72,1	100	61,4	100	49,3	100
3	78,7	96,0	86,7	99,7	80,4	111,5	71,2	116,0	56,0	113,6
10	78,0	100	85,4	100	70,2	100	61,4	100	47,8	100
9	80,1	102,7	87,3	102,2	76,0	108,3	68,2	111,1	54,6	114,2

Tabelle 3. *Stoffwechseldaten und Wertzahlen von Versuchen an Ratten*

Vers. Nr.	Vers. Dauer (Tage)	Anzahl der Tiere	Ø-Gewicht in g	Verhältnis v. Milchpulver zu Gerste	Zulage in v. Hd. der Diät	N-Zufuhr (mg)	Kot.N (mg)	res. N (mg)	Harn-N (mg)	N-Bil. (mg)	EHN (mg)	DVN (mg)
1	7	6	130	1 : 17,5	ohne	223,0	78,6	144,4	90,8	53,6	25,2	24,03
2					0,7% DL-Lysinsulfat	216,5	69,4	146,7	87,1	59,7	25,2	24,03
4	7	5	90	1 : 17,5	ohne	201,1	71,0	130,2	66,0	64,1	16,9	21,8
3					0,7% DL-Lysinsulfat	207,3	65,1	142,1	66,7	75,4	16,9	21,8
11	6	3	90	1 : 17,5	ohne	183,5	69,6	113,9	69,2	44,7	16,9	21,8
9					1% Butyryl-DL-Lysin	193,3	72,4	120,8	67,2	53,5	16,9	21,8
10	6	3	90	1 : 17,5	ohne	183,5	69,1	114,4	65,4	49,0	16,9	21,8
12					1% Butyryl-DL-Lysin	193,3	69,6	123,7	66,8	56,8	16,9	21,8
14	7	5	90	1 : 17,5	ohne	152,0	46,5	105,5	61,0	44,4	16,9	21,8
13					1% Butyryl-DL-Lysin	160,7	49,2	111,5	58,4	53,1	16,9	21,8

Vers. Nr.	„scheinbare" Verd. Koeff.	„wahre" Verd. Koeff.	BW	BW in % des Grundf. Wertes	EW	EW in % des Grundf. Wertes	PEW	PEW in % des Grundf. Wertes	„scheinbare" Verd. Koeff. in % des Grundf. Wertes	„wahre" Verd. Koeff. in % des Grundf. Wertes
1	64,8	75,5	61,0	100	37,1	100	24,0	100	100	100
2	67,8	78,9	63,8	104,6	40,7	109,7	27,3	113,8	104,6	104,5
4	64,7	75,5	67,7	100	49,3	100	31,9	100	100	100
3	68,6	79,0	69,6	102,8	53,1	107,7	36,4	114,1	106,0	104,6
11	62,0	74,0	61,5	100	39,2	100	24,3	100	100	100
9	62,5	73,8	64,7	105,2	44,3	113,0	27,8	114,4	100,8	99,7
10	62,5	74,2	64,4	100	42,8	100	26,7	100	100	100
12	64,0	75,3	65,7	102,0	45,9	107,3	29,4	110,1	102,4	101,5
14	63,4	76,5	65,3	100	42,1	100	30,2	100	100	100
13	69,4	82,9	68,9	105,5	47,6	113,1	34,2	113,3	109,5	108,3

Die Tabellen sind in drei Abschnitte gegliedert: Neben allgemeinen Angaben sind die einzelnen Stoffwechseldaten aufgeführt und daraus die Wertzahlen errechnet, die auch den weiteren Ausführungen zugrunde liegen. Zur Erklärung sei noch folgendes hinzugefügt: Die Ration, die aus Gerstenvollschrot, Magermilchpulver, der Mineralstoffmischung DLG II a und einer Vitaminvormischung bestand, wurde in den Versuchen an Schweinen so variiert, daß die Gerstenmenge dem jeweiligen Futteraufnahmevermögen angepaßt wurde, während die restlichen Bestandteile – den Gepflogenheiten der Praxis entsprechend – in gleichmäßigem Umfang beibehalten wurden. Im Gegensatz dazu erhielten die Ratten eine Diät stets gleicher Zusammensetzung, um das Muster der Aminosäuren im zugeführten Futter konstant zu halten. Ansteigendem Futteraufnahmevermögen wurde durch Erhöhung der Gesamtfuttermenge Rechnung getragen. Die Zusammensetzung der Diät ist in der Tabelle 3 durch das Verhältnis von Magermilchpulver zu Gerstenschrot gekennzeichnet.

Die Werte für den endogenen Harn-N (EHN) wurden in den Versuchen am Schwein nach LINTZEL/MANGOLD [1], die Werte für den Darmverlust-N (DVN) nach NEHRING [7] errechnet. Für die Errechnung dieser Werte für Ratten entschlossen wir uns für das von NEHRING [8] angegebene Berechnungsverfahren.

Unter *„scheinbaren" Verdauungskoeffizienten* verstehen wir definitionsgemäß den mit Hundert multiplizierten Wert aus $\frac{\text{N-Aufnahme}}{\text{resorb. N}}$; hiervon unterscheidet sich der *„wahre" Verdauungskoeffizient* lediglich dadurch, daß zum resobierten N der entsprechende DVN addiert wird. Welcher dieser Koeffizienten der „wahre" ist, kann nur nach Kenntnis der jeweiligen Fragestellung entschieden werden. Letzten Endes gibt der „scheinbare" Verdauungskoeffizient an, welcher Anteil des zugeführten Stickstoffs im Organismus für die intermediären Stoffwechselvorgänge zur Verfügung steht. Wir schlagen daher vor, diesbezüglich den gebräuchlichen Begriff „Ausnutzungskoeffizient" zu verwenden. Der „wahre" Verdauungskoeffizient gibt demgegenüber den resorbierten Anteil des zugeführten N an, wenn wir unterstellen, daß die Größe DVN in wahrer Höhe ermittelt wurde. Hier sollte man vielleicht richtiger vom „Resorptionskoeffizienten" sprechen.

Die *biologische Wertigkeit* (BW) wurde errechnet nach der Formel

$$\text{BW} = \frac{\text{N-Bilanz} + \text{EHN} + \text{DVN}}{\text{resorbierter N} + \text{DVN}} \cdot 100.$$

Als *Eiweißwertigkeit* (EW) bezeichnen wir den Wert $\frac{\text{N-Bilanz}}{\text{resorb. N}} \cdot 100.$

Der *produktive Eiweißwert* (PEW) gibt das Verhältnis zwischen dem insgesamt zugeführten und dem retinierten Stickstoff nach folgender Formel an:

$$\text{PEW} = \frac{\text{N-Zuwachs des Organismus}}{\text{N-Zufuhr}} \cdot 100.$$

Die Prozentzahlen in den Tabellen 2 und 3 hinter den Spalten „Verdauungskoeffizient", BW, EW und PEW beim Zulagefutter sind bezogen auf den zugehörigen Grundfutterwert, wenn dieser willkürlich auf 100 festgesetzt wird. Diese Zahlen geben damit die prozentuale Wertveränderung an, die durch die

Zulage von Aminosäuren hervorgerufen wurde. Dadurch werden die Einzelwerte der „Zulagegruppen“ leichter vergleichbar.

Von den z. T. unter mehreren Fragestellungen durchgeführten Versuchen an Ratten und Schweinen konnten nur die zum Vergleich herangezogen werden, die bei etwa gleicher Versuchsdiät und Aminosäure-Zulage und im entsprechenden Wachstumsabschnitt durchgeführt wurden. Bei der Betrachtung der Werte für BW, EW und PEW zeigt sich, daß die BW stets den höchsten, der PEW den niedrigsten Zahlenwert einnimmt. Die Wirkung der Zulage ist an Hand des PEW am deutlichsten zu erkennen. Der prozentuale Wertanstieg ist hier am höchsten, weil die Bilanz nicht um den Wert EHN und DVN erhöht ist. Es sei darauf verwiesen, daß ein Zuschlag zum Dividenden, der häufig gleich groß wie der ursprüngliche Wert ist, beim Vergleich von zwei verschiedenen biologischen Wertigkeiten die Differenzen auf die Hälfte verringern kann. Andererseits wird die Schwankungsbreite der biologischen Wertigkeitszahlen eines Futters, die in mehreren Versuchen ermittelt wurde, scheinbar geringer, wenn zu den m. o. w. schwankenden Bilanzzahlen ein meist gleich hoher Zuschlag in Form des EHN und DVN hinzugezählt wird.

Diese Feststellung gewinnt um so mehr Bedeutung für das Berechnungsverfahren bei der Proteinbewertung, als unter dem Einfluß der neueren isotopentechnischen Untersuchungen der Begriff EHN nicht mehr im bisherigen Sinne zu deuten ist (WISS [12]).

Die an dieser Stelle nur angedeuteten Schwierigkeiten lassen sich – unter Hinweis auf die praktischen Belange der Ernährungsphysiologie – umgehen, wenn die Stoffwechselgrößen EHN und DVN unberücksichtigt bleiben (MÜLLER und HÖTZEL [5]). Die nachfolgenden Vergleiche werden demnach vornehmlich unter dem Begriff „Produktiver Eiweißwert“ (PEW) angestellt.

Beim Vergleich der Proteinbewertungszahlen (Tab. 2 und 3) zeigt sich vorzugsweise bei der Ratte, daß diese Werte beispielsweise für die Grundfutterration nicht unerheblich schwanken. Das dürfte vorwiegend auf die genetische Divergenz des zur Verfügung stehenden Tiermaterials zurückzuführen sein. Sehr viel größer sind die echten Abweichungen der Werte zwischen Ratte und Schwein. Das hat einmal seinen Grund darin, daß die Ratte aus dem angebotenen Futter geringere Mengen von Protein zu resorbieren vermag, wie die N-Verdauungskoeffizienten zeigen. Zum anderen scheint auch das Verhältnis zwischen N-Erhaltungs- und Zuwachsstoffwechsel beim Schwein mehr zu Gunsten des Zuwachses verschoben sein. Es ist zu erwägen, ob nicht die generelle Zuchtwahl der praktischen Schweinehaltung nach guter Futterverwertung bzw. Resorptionsleistung mit einer Verringerung des N-Erhaltungsbedarfes verbunden ist. Durch geeignete Selektion von Ratten einen Inzuchtstamm zu züchten, dessen N-Stoffwechsel dem des Schweines weitergehend als bisher entspricht, erscheint erstrebenswert. Bei der Züchtung von carcinom- und cariesempfindlichen Rattenstämmen konnte eine ähnliche Aufgabe gelöst werden.

Die bemerkenswerte Übereinstimmung des durch die Lysinzulage hervorgerufenen prozentualen Anstieges des PEW kommt in der Tabelle 4 zum Ausdruck.

in der die Grundfutterwerte gleich 100 gesetzt und die dazugehörigen Lysinzulagewerte in Prozenten davon ausgedrückt sind.

Tabelle 4. *Vergleich des durch die Lysinzulage bedingten prozentualen Anstiegs des PEW bei Ratte und Schwein*

Vers. Nr.	Tierart	Vers.Dauer Tage	Ø-Gewicht	A-S-Zulage	PEW	PEW in % des Grundfutterwertes
1 2	Ratte	7	130 g	ohne DL-Lysinsulfat	24,0 27,3	100 113,8
4 3	Ratte	7	90 g	ohne DL-Lysinsulfat	31,9 36.4	100 114,1
11 9	Ratte	6	90 g	ohne Butyryl-DL-Lysin	24,3 27,8	100 114,4
10 12	Ratte	6	90 g	ohne Butyryl-DL-Lysin	26,7 29,4	100 110,1
14 13	Ratte	7	90 g	ohne Butyryl-DL-Lysin	30,2 34,2	100 113,3
1 3	Schwein	7	44 kg 40 kg	ohne DL-Lysinsulfat	49,3 56,0	100 113,6
10 9	Schwein	7	40 kg 40 kg	ohne DL-Lysinsulfat	47,8 54,6	100 114,2

IV. Schlußfolgerungen

In den vorliegenden Untersuchungen weichen bei gleicher Diät die Eiweißwertzahlen von Ratte und Schwein erheblich voneinander ab, wenn man die absoluten Werte vergleicht. Dagegen stimmt die durch die Zugabe von Lysin zu der Lysinmangeldiät bewirkte *prozentuale Aufbesserung der Eiweißqualität* weitgehend überein. Es erscheint daher zweckmäßig, diese Relation für den angestrebten Vergleich heranzuziehen.

Für die Umrechnung müssen die folgenden Bezugsgrößen bekannt sein:

1. *PEW des Versuchsfutters,* der in N-Bilanzversuchen an Ratten mit dem jeweils zu prüfenden Protein (AS-Muster) gefunden wird.
2. *PEW der Standarddiät bei Ratten,* an den gleichen Tieren im Periodenversuch zu ermitteln.
3. *PEW der Standarddiät bei Schweinen,* in grundlegenden Versuchen an Schweinen bestimmt.

Die Übertragung der an Ratten ermittelten Werte müßte dann, wenn auf kostspielige Versuchsreihen an Schweinen verzichtet werden soll und weitere Untersuchungen die gefundenen Relationen bestätigen, nach folgender Formel geschehen.

$$\text{PEW f. Schweine} = \frac{\text{PEW Standarddiät (Schw.)} \times \text{PEW Versuchsfutter (Ratte)}}{\text{PEW Standarddiät (Ratte)}}$$

Dieser Berechnungsgang setzt die Einführung einer *Standarddiät* voraus. Im Beispiel unserer Versuche haben wir die als Grundfutter bezeichnete Lysinmangeldiät herangezogen. Die Gerste-Magermilchration könnte als Standardfutter breiteste Anwendung finden. Neben einem Gehalt von etwa 10 Prozent Rohprotein und einer vergleichsweise guten Beständigkeit der Komponenten ist es so preiswert zu beschaffen, daß es auch für Versuche am Schwein Verwendung finden kann. Allerdings müßten sowohl Gerste, Mineralstoff- und Vitaminvormischung als auch besonders das Magermilchpulver einer einheitlichen Bezugsquelle entstammen. Im Falle des Milchpulvers wäre Wert auf schonende Herstellungsweise und zweckmäßige Lagerung im Sinne der diesbezüglichen Veröffentlichungen zu legen. Zur Kontrolle der stets gleichmäßigen Beschaffenheit des Standardfutters könnte neben dem Tierversuch das Verhältnis von Lysin-N (limitierende Aminosäure) zum Gesamt-N als Kriterium herangezogen werden.

Am Beispiel unserer Versuche soll abschließend anhand des Zulagefutters gezeigt werden, welcher PEW sich aus der Übertragung der an Ratten erhaltenen Werte auf das Schwein ergibt. Diese errechneten Werte sind in Tabelle 5 den tatsächlichen, im Versuch mit Schweinen erzielten Werten gegenübergestellt.

Tabelle 5. *Für das Schwein errechneter PEW, den Versuchswerten gegenübergestellt*

PEW der Lysinmangeldiät bei Schweinen	PEW der Lysinzulagediät für Schweine aus Rattenversuchen ermittelt	PEW der Lysinzulagediät in Versuchen am Schwein ermittelt
49,3 (Vers. 1)	55,2 (Vers. 1 u. 2)	56,0 (Vers. 3)
	55,4 (Vers. 4 u. 3)	
	55,5 (Vers. 11 u. 9)	
	53,5 (Vers. 10 u. 12)	
47,8 (Vers. 10)	55,0 (Vers. 14 u. 13)	54,6 (Vers. 9)
∅ 48,55 (Allg. Standardwert)	∅ 54,9	∅ 55,3

Im Hinblick auf die eingangs dieser Arbeit gestellten Fragen kann festgestellt werden, daß sich die Verdauungskoeffizienten von Ratte und Schwein wesentlich unterscheiden und nicht zuletzt dadurch unterschiedliche Eiweißwertzahlen bei beiden Species ermittelt werden. Andererseits ist das Verhältnis zwischen Aminosäurebedarf und Aminosäureangebot nach der Resorption bei beiden Tierarten zumindest für Lysin und die nächstlimitierende Aminosäure gleich, wie die übereinstimmende Lysinwirkung bei der gleichen Lysinmangeldiät zeigt. Bei den vorliegenden Rationen wäre es mittels der angegebenen Umrechnungformel möglich gewesen, durch Versuche an der Ratte nach Ermittlung des allgemeinen Standardwertes am Schwein den PEW der Lysinzulagediät ohne diesbezügliche N-Bilanzversuche mit Schweinen zu ermitteln. Es muß dahingestellt bleiben, ob auch bei anderen Untersuchungen und Diäten durch Multiplikation des an Ratten erzielten PEW des Versuchsfutters mit dem Verhältniswert

$$\frac{\text{PEW Standarddiät (Schwein)}}{\text{PEW Standarddiät (Ratte)}}$$

sich der PEW des „Versuchsfutters" für Schweine errechnen läßt. Der PEW des allgemeinen Standards für Schweine wäre nur einmal für alle Versuchsreihen zu ermitteln; er könnte sogar nach vergleichenden Untersuchungen in verschiedenen Instituten als Standardgröße festgelegt werden.

V. Zusammenfassung

Zur Ermittlung der Eiweißverwertung werden Ratten in steigendem Maße als Versuchstiere herangezogen. Hierbei erhebt sich die Frage, was die gewonnenen Zahlen für die Ernährungspraxis aussagen. Anhand eigener Versuchsdaten wurde geprüft, ob sich die an Ratten gewonnenen Werte auf Schweine übertragen lassen. Als Maßstab für die Eiweißverwertung wurde der „Produktive Eiweißwert" (PEW) errechnet. Die Versuche zeigten, daß zwar der absolute PEW der Ratte bei gleichem Futter von dem des Schweines abweicht, daß aber folgende feste Korrelationen zwischen beiden Tierarten bestehen: Der durch die Lysinzulage bedingte prozentuale Anstieg der Eiweißwertzahl ist bei beiden Species gleich. Daraus abgeleitet ergibt sich eine Umrechnungsformel, die bei Verwendung einer Vergleichsdiät (Standarddiät) gestattet, den an Ratten gewonnenen PEW in die dem Schwein zugehörigen Werte umzurechnen. Welche Zusammenhänge im Hinblick auf den Eiweißstoffwechsel bei anderen Diäten zwischen Ratte und Schwein bestehen, müssen weitere Versuche erweisen.

Die Arbeit wurde mit Unterstützung der Deutschen Forschungsgemeinschaft angefertigt, wofür auch an dieser Stelle gedankt sei.

VI. Literaturverzeichnis

[1] zit. nach COLUMBUS, A.: Über die Variabilität der biologischen Eiweißwertigkeit unter verschiedenen Bedingungen, nach Stoffwechselversuchen an wachsenden Schweinen. Archiv f. Tierernähr. *1.* 36 (1950).

[2] COLUMBUS, A.: Stickstoff-Grundumsatz und Methodik der Bestimmung der biologischen Eiweißwertigkeit nach dem N-Bilanzverfahren bei wachsenden Ratten. Beihefte z. Archiv f. Tierernähr. (1954) 51—82, H. 4.

[3] Committee on Animal Nutrition, Agricultural Board: II. Nutrient Requirements for Swine Aug. 1953, puplication 295.

[4] zit. nach MAYNARD, L. A.: Animal Nutrition, New York 1951.

[5] MÜLLER, R. und D. HÖTZEL: Die Ergänzung einer Gerste-Magermilchdiät bei wachsenden Albinoratten durch technische Lysinpräparate. Erscheint in: Archiv f. Tierernährung.

[6] MÜLLER, R. und J. MASSBERG: Der Einfluß von Methionin und Lysin auf den Eiweißwert einer Gerste-Magermilchration bei wachsenden Schweinen. Archiv f. Tierernährung *4.* 241—257 (1954).
[7] NEHRING, K.: Lehrbuch der Tierernährung und Futtermittelkunde. Radebeul 1950.
[8] NEHRING, K.: Probleme der Eiweißforschung in der Tierernährung. Sitzungsberichte d. Dt. Akad. d. Landw. Wissensch. zu Berlin, Bd. 1, H. 11 (1952).
[9] NEHRING, K. und E. HAESLER: Untersuchungen über die biologische Wertigkeit von Eiweißfutterstoffen. Beihefte z. Arch. f. Tierern. (1954) 110—126, H. 5.
[10] SCHILLER, K.: Über den Ergänzungswert von Eiweißträgern verschiedener Herkunft in der tierischen Ernährung. Archiv f. Tierernährung *3.* 342—360 (1953).
[11] WILLIAMS, H. H., L. V. CURTIN, J. ABRAHAM, J. K. LOOSLI u. L. A. MAYNARD: Estimation of Growth Requirements for Amino Acids by Assay of the Carcass. J. Biol. Chem. *208.* 277—286 (1954).
[12] WISS, O.: Physiologische Chemie, 2. Bd. Der Stoffwechsel, 1. Teil, Bandteil b, S. 911 ff. Hrsg. B.Flaschenträger u. E. Lehnartz, Springer Verlag 1954.

Eingegangen am 23. 2. 57

Aus dem Institut für Tierernährung der Forschungsanstalt für Landwirtschaft, Braunschweig-Völkenrode
(Direktor: Prof. Dr. K. RICHTER)

KLÄRE SCHILLER

Über den Ergänzungswert von Eiweißträgern verschiedener Herkunft in der tierischen Ernährung

3. Mitt. Die Ergänzungswirkung zwischen Fischmehl, Sojaschrot, Gerste und Kartoffeln

In früheren Versuchen[9, 10] vermochten wir zu zeigen, daß das Eiweiß von Leguminosen durch Fischmehl nicht ergänzt werden kann. Andererseits ist seit langem bekannt, daß eine Aufwertung des Eiweißes der in der deutschen Schweinemast gebräuchlichsten Futterbestandteile Fischmehl, Sojaschrot, Gerste und Kartoffeln bei gemeinsamer Verfütterung eintritt.

Mit diesen 4 Eiweißträgern wurden die nachfolgend beschriebenen Versuche unternommen, um festzustellen, zwischen welchen von ihnen die Ergänzungswirkung stattfindet.

Methodik und Material

Die Versuche wurden mit Albino-Ratten des Wistarstammes nach der bereits in früheren Mitteilungen[9, 10] beschriebenen kombinierten N-Bilanz- und Wachstumsmethode durchgeführt. Die Bestimmung des endogenen und des Stoffwechselstickstoffes wurde dem Bilanzversuch vorangestellt, so daß die Tiere ohne Reserven in den Hauptversuch kamen. Der Wachstumsversuch erstreckte sich über etwa 30 Tage. Die Wachstumsquote wurde sowohl aus dem aufgenommenen Roheiweiß (N × 6,25) als auch aus dem verdaulichen Eiweiß errechnet. Es wurden nach Möglichkeit handelsübliche Materialien verwendet (Übersicht 1).

Übersicht 1. *N-Substanzverteilung der verwendeten Eiweißträger (% in der Trockensubstanz)*

Eiweißträger	Roh-Eiweiß (N×6,25)	Gesamt-N	Gesamt-Eiweiß-N	Unlösl. Eiweiß-N	Lösl. Eiweiß-N	Amid-N	NH_3 N	Amino-N
Volleipulver . . .	43,6	6,98	6,57	3,75	2,82	0,176	0,003	0,124
Dorschmehl . . .	73,2	11,71	10,08	8,90	1,18	0,086	0,148	0,255
Vollheringsmehl . .	73,4	11,74	9,27	9,03	0,24	0,170	0,240	0,173
Sojaschrot	53,2	8,51	8,13	7,07	1,06	0,031	0,013	0,075
Gerste	13,6	2,18	2,07	1,95	0,12	0,059	0,010	0,028
Kartoffelflocken . .	9,6	1,54	0,76	0,69	0,07	0,092	0,027	0,143
Kartoffelpulver . .	12,4	1,99	1,13	1,04	0,09	0,123	0,080	0,196

Das zunächst als Standard benutzte amerikanische Volleipulver entsprach nicht den Anforderungen. Es wurde in der zweiten Versuchsserie durch ein solches ersetzt, das nach einem Vorschlag von MITCHELL aus hart gekochten Schiereiern hergestellt war, denen im Vakuum bei 50° C das Wasser und mit Äther das Fett entzogen wurde. Das feingemahlene Material dieser Art verändert seinen Wert auf lange Zeit nicht wesentlich.

Auch die Kartoffelflocken wurden in der 2. Versuchsserie durch ein eiweißangereichertes Kartoffelpulver ersetzt, das wir durch Ausschwämmen von Stärke aus Kartoffelbrei, anschließendes Dämpfen und Trocknen bei 50° C im Vakuum erhielten.

Beschreibung der Versuche

Die 4 Eiweißträger Fischmehl, Sojaschrot, Gerste und Kartoffeln wurden einzeln und in verschiedenen Mischungen in kombinierten N-Bilanz- und Wachstumsversuchen mit Ratten auf ihren biologischen Eiweißwert geprüft.

In *Versuchsserie 1* wurden Dorschmehl (Do), Sojaschrot (So), Kartoffelflocken (Kafl) und eine eiweißreiche Gerste verwendet (Übersicht 1). Da die Versuche bei 12% Roheiweiß in der Futtertrockensubstanz durchgeführt werden sollten, die Kartoffelflocken aber nur 7% Roheiweiß enthielten, mußten die zwei Gruppen Kartoffelflocken allein und mit Gerste bei 7% Roheiweiß außerhalb des direkten Vergleiches angesetzt werden. Die einzelnen Gruppen erhielten im Vergleich zu handelsüblichem Eipulver (Ei) als Standard die in *Übersicht 2* aufgeführten Gemische, in denen die Eiweißträger, wenn nicht anders vermerkt, zu gleichen Eiweißanteilen gegeben wurden.

In der *zweiten Versuchsserie* wurde das Dorschmehl durch Vollheringsmehl (Fi), das Volleipulver durch fettfreies Eipulver und die Kartoffelflocken durch mit Eiweiß angereichertes Kartoffelpulver (Ka) ersetzt. Die entsprechenden Daten sind der *Übersicht 3* zu entnehmen. Der Roheiweißanteil in der Futtertrockenmasse wurde dem der Kartoffelgruppe mit 11,2% angeglichen.

Diskussion der Ergebnisse

Bei Betrachtung der Ergebnisse der beiden Versuchsserien (Übersicht 2 und 3) fällt auf, daß Dorschmehl mit 71 eine niedrigere biologische Wertigkeit hatte als Gerste mit 78. Dorschmehl war gewählt worden, um die Gewähr für ein relativ gleichbleibendes, hochwertiges Material zu haben. Als Ursache für die schlechte biologische Wertigkeit wurde ein Gehalt von 20% Leim ermittelt, also einem Eiweiß, das als alleinige Eiweißquelle infolge völligen Fehlens des Tryptophans biologisch wertlos ist. In der zweiten Versuchsserie wurde deshalb Vollheringsmehl herangezogen.

Die Kartoffelflocken hatten, obgleich sie bei dem niedrigen Gehalt von 7% Roheiweiß in der Trockenmasse geprüft wurden, eine biologische Wertigkeit von nur 61. An dem von uns schonend hergestellten Kartoffelpulver konnten wir nachweisen, daß der Eiweißwert mit 75 dem der Gerste nur wenig nachsteht. Bei den Kartoffelflocken scheint während der Verarbeitung eine Wertminderung eingetreten zu sein.

Übersicht 2. *N-Bilanz- und Wachstumsversuch mit Dorschmehl (Do), Sojaschrot (So), Gerste (Ge) und Kartoffelflocken (Kafl) bei 12% Roheiweiß in der Futtertrockenmasse*

Eiweißträger	Anzahl d. Vers.-tiere	Verdaulichkeit		biol. Wertigkeit	m	Netto-nutzwert	Zunahme je g	
		scheinb.	wahre				verdaul. Eiweiß	Roh-Eiweiß
Eipulver	6	84,6	91,5	88,0	± 1,05	80,5	3,09	2,82
Dorschmehl	3	86,1	94,1	71,0	± 1,66	66,8	2,43	2,30
Sojaschrot	3	82,5	90,1	74,9	± 3,08	67,5	2,45	2,20
Gerste	9	72,1	82,3	77,6	± 0,71	63,9	2,49	2,04
Do + So	6	81,7	90,5	73,0	± 2,25	66,1	2,38	2,14
Do + Ge	4	78,8	87,8	85,2	± 0,62	73,0	2,45	2,12
Do + Kafl.	5	76,1	84,9	79,0	± 2,39	67,1	2,54	2,34
So + Ge	5	73,7	81,9	78,8	± 2,54	64,5	2,41	1,94
So + Kafl.	3	73,7	83,4	73,1	± 1,55	61,0	2,53	2,17
Do + So + Ge . . .	8	72,3	83,9	74,2	± 1,36	62,3	2,91	2,43
Do + So + Kafl. . .	6	75,4	84,0	71,3	± 1,55	59,9	2,60	2,20
Do + Ge + Kafl. . .	6	75,4	84,8	81,0	± 1,20	68,7	2,97	2,53
So + Ge + Kafl. . .	6	74,2	84,3	82,2	± 2,70	69,3	2,78	2,33
Do + So + Ge + Kafl.	6	74,8	83,2	84,1	± 1,61	71,3	2,95	2,46
Do + So + Ge + Kafl. 18 : 19 : 21 : 42 . .	6	75,4	84,7	84,7	± 1,13	72,2	2,75	2,29
Do + So + Ge + Kafl. 20% Rohciweiß . .	6	74,1	80,2	72,5	± 1,18	58,1	2,43	1,95
Kafl. 7% Roheiweiß . . .	4	54,7	68,5	61,0	± 1,40	41,8	—	—
Kafl. + Ge 7% Roheiweiß . . .	3	65,1	80,6	80,7	± 1,77	65,0	—	—

Übersicht 3. *N-Bilanz- und Wachstumsversuch mit Vollheringsmehl (Fi), Sojaschrot (So), Gerste (Ge) und Kartoffelpulver (Ka) bei 11,2% Roheiweiß in der Futtertrockenmasse*

Eiweißträger	Anzahl d. Vers.-tiere	Verdaulichkeit		biol. Wertigkeit	m	Netto-nutzwert	Zunahme je g	
		scheinb.	wahre				verdaul. Eiweiß	Roh-Eiweiß
Eipulver	6	82,8	93,7	96,4	± 1,22	90,3	2,74	2,57
Fischmehl	5	78,6	89,8	80,9	± 2,17	72,6	2,11	1,89
Kartoffel	6	51,6	63,5	75,4	± 3,37	47,9	0,98	0,62
Ka + Fi	6	60,6	73,3	85,4	± 1,73	62,6	2,43	1,72
Ka + So	4	63,2	78,5	80,2	± 3.21	65,6	2,43	1,91
Ka + Ge	5	54,9	66,9	79,6	± 2,41	54,4	3,02	2,02
Ka + Fi + So	6	68,9	80,9	73,9	± 1,84	59,8	2,56	2,08
Ka + Fi + Ge . . .	5	66,5	77,4	80,2	± 1,97	62,1	2,63	2,04
Ka + So + Gc . . .	6	69,2	82,1	79,6	± 0,94	65,4	2,55	2,10
Ka + Fi + So + Ge .	5	69,6	82,3	81,3	± 1,97	65,8	2,08	1,71

Bemerkenswert ist, daß der Eiweißwert für das Gemisch Kartoffel*flocken* + Gerste praktisch dem für Kartoffel*pulver* + Gerste gleich war. Offensichtlich ist die Gerste in der Lage, einen evtl. Schaden, der bei der Verarbeitung der Kartoffeln zu Flocken entsteht, auszugleichen. Im Gemisch mit Fischmehl war dagegen ein wesentlicher Unterschied zwischen Kartoffelflocken und Kartoffelpulver bei Eiweißwerten von 79 zu 85 zu vermerken.

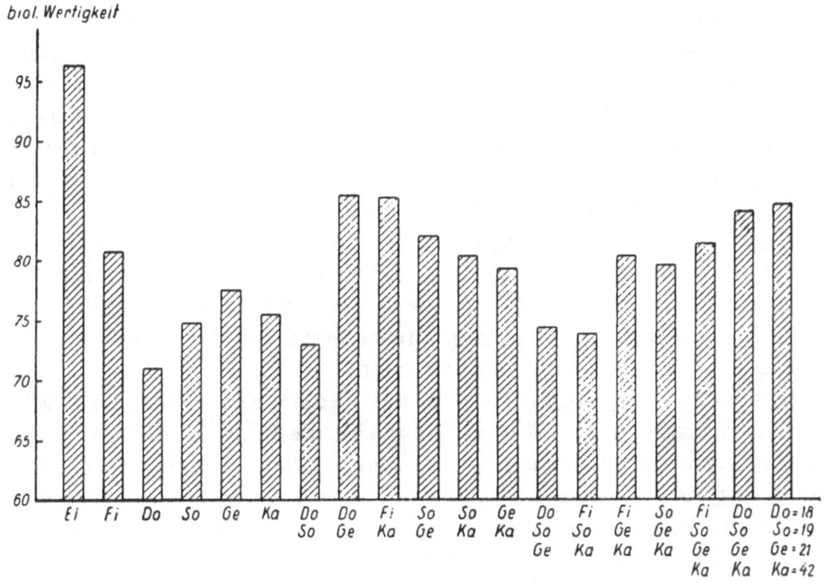

Abb. 1

Ein Vergleich der Werte beider Serien in Abb. 1 zeigt deutlich, daß die beste Ergänzungswirkung zwischen Fischmehl und Gerste bzw. Kartoffelpulver eintrat. Auch in Verbindung mit Sojaschrot ist bei diesen beiden Eiweißträgern eine erhebliche Transgression zu verzeichnen, wenn auch nicht so groß wie bei Fisch-

Übersicht 4. *Annähernder Gehalt essentieller Aminosäuren in den verwendeten Eiweißträgern (berechnet auf 16% N)*

Aminosäure	Fischmehl (NEY[4])	Sojaschrot (BLOCK[1])	Gerste (DUSTIN[3])	Kartoffel (CHICK[2])	Volleipulver (BLOCK[1])
Valin	5,9	5,3	4,8	4,8	7,2
Isoleucin	6,7	6,0	3,3	—	7,7
Leucin	8,7	8,0	6,7	11,3	9,2
Threonin	5.2	3.9	3,7	3,7	4,3
Methionin	2,8	1,7	1,6	1,6	4,0
Cystin	—	1,9	2,5	1,6	2.4
Phenylalanin . .	4,4	5,3	4,9	5,4	6,3
Tyrosin	1,5	4,0	3,1	—	4.5
Tryptophan . . .	1,0	1,4	1,0	0,8	1,5
Lysin	8,1	6,8	3,4	5,0	7,0
Histidin	2,5	2,9	2,0	1,7	2,4
Arginin	8,0	7.3	4,8	4,4	6,6

mehl. Der Lysingehalt des Sojaschrotes scheint also nicht ganz zur Ergänzung auszureichen, während der des Fischmehles den Mangel in Gerste und Kartoffel voll auszugleichen vermag (Übersicht 4). Der Tryptophanmangel des von uns verwendeten Dorschmehles scheint durch die Gerste ausgeglichen worden zu sein.

Während die Kombination: Fischmehl + Soja + Gerste bzw. Fischmehl + Soja + Kartoffel sich offensichtlich garnicht ergänzt, ergeben die Gemische Soja + Gerste + Kartoffel bzw. Fischmehl + Gerste + Kartoffel wieder gute Werte. Das gleiche trifft zu für eine Kombination aller vier Eiweißträger zusammen. Bei letzteren ist der Wert für die Mischung zu gleichen Teilen dem in der praktischen Schweinefütterung gebräuchlichen Verhältnis der Eiweißanteile (von Do 18; So 19; Ge 21 und Kafl 42) gleich.

Aus diesen Feststellungen folgt, daß Fischmehl im Aminosäuremuster der Soja ähnlich ist, so daß sie sich gegenseitig bis zu einem gewissen Grade *ersetzen* können. Eine *Ergänzung* aber tritt aus dem gleichen Grunde *nicht* ein. Die beste Ausnutzung wird erreicht, wenn der Eiweißanteil von Fischmehl + Soja zwischen 25 und 50%, aber nicht darüber liegt.

Eine Erhöhung des Eiweißanteiles in der Futtertrockensubstanz auf 20% bewirkte einen Wertabfall von 84 auf 72, obgleich die Bilanzversuche in einem sehr frühen Wachstumsstadium, das in etwa dem ersten Schweinemastabschnitt entspricht, durchgeführt wurden.

Aus den aus dem Wachstumsversuch berechneten Zunahmen je g verdauliches Eiweiß bzw. Roheiweiß sind die aus den biol. Wertigkeiten erhaltenen starken Differenzierungen nicht mehr zu ersehen. Dies kann dahin gedeutet werden, daß der Nutzwert eines Eiweißträgers in späteren Wachstumsstadien steigt.

Der niedrige Wert der Wachstumsquote für Kartoffeln allein kann dadurch zustande gekommen sein, daß die Tiere das wenig schmackhafte Futter nicht gut fraßen. Dadurch wurde der Hauptteil der Eiweißzufuhr für den Erhaltungsbedarf verbraucht, für das Wachstum stand nur wenig zur Verfügung. Es wurde versucht, vor der Errechnung der Wachstumsquote die Stickstoffmenge in Abzug zu bringen, die für die Erhaltung benötigt wurde. Diese Berechnungsart mußte aber aufgegeben werden, da die Ergebnisse zeigten, daß eine Umrechnung vom endogenen Stickstoff eines frühen Wachstumsstadiums auf die ganze Wachstumsperiode mit den allgemein gebräuchlichen Formeln [5, 6, 7, 8] für die Ratte nicht ohne weiteres möglich ist. Bis der Erhaltungsbedarf richtig errechnet und in Abzug gebracht werden kann, können die Wachstumsquoten nur dann zum Vergleich herangezogen werden, wenn es gelingt, die tägliche Aufnahme an verdaulichem Eiweiß ungefähr auf gleicher Höhe zu halten.

Die Ursache für den überhöhten Wert für Gerste + Kartoffel aus der gesamten 29tägigen Wachstumszeit, der noch über dem des Eiweißpulvers liegt, haben wir bisher nicht ermitteln können. Die entsprechenden Werte, die aus der 10tägigen Wachstumsperiode des Bilanzversuches allein errechnet wurden, ergaben eine bessere Übereinstimmung mit den biologischen Wertigkeiten (Ei : Ka + Ge = 96,4 : 79,6 biol. W. = 4,11 : 2,41 Zunahme je g verd. Eiweiß).

Aus vorliegenden Versuchen bestätigt sich erneut die Richtigkeit des Grundsatzes, das Futter für Schweine ebenso wie für Geflügel möglichst vielseitig zusammenzusetzen.

Zusammenfassung

In kombinierten N-Bilanz- und Wachstumsversuchen wurde festgestellt, zwischen welchen der vier Eiweißträger: Fischmehl, Sojaschrot, Gerste und Kartoffel eine Ergänzungswirkung stattfindet. Die besten Werte wurden bei einer Mischung gleicher Eiweißanteile von Fischmehl und Gerste bzw. Fischmehl und Kartoffel erhalten. Das Sojaschrot steht in seiner Wirkung auf Gerste bzw. Kartoffel dem Fischmehl nur wenig nach.

In Gemischen werden die höchsten Werte erzielt, wenn der Eiweißanteil aus Fischmehl + Soja zwischen 25 und 50% liegt.

Summary

The supplementary effect of four different sources of protein: fishmeal, soybean meal, barley and potato, was investigated in combined N-balance and growing experiments. The best values were obtained with a mixture of fishmeal and barley or fishmeal and potato respectively in equal protein proportions. The efficiency of soybean meal on barley or potatoes is only little inferior to that of fishmeal.

The best results were obtained when the protein proportion of fishmeal or soybeanmeal or a mixture of both was between 25 and 50 percent.

Literaturverzeichnis

1 BLOCK, R. J. und BOLLING, D.: The amino acid composition of Proteins and Foods. Charles C. Thomas, Springfield Ill. U.S.A., 1951.

2 CHICK, H. und SLACK, E. B.: J. Biol. Chem., *45*, 213 (1949).

3 DUSTIN, J. P., SCHRAM, E., MOORE, S. und BIGWOOD, E. J.: Bull. Soc. Chim. biol. *35*, 1137 (1953).

4 NEY, PH. W., DEAS, C. P. und TARR, H. L. A.: J. Fish. Res. Bd. Can. *7*, 564 (1950).

5 OSBORNE, T. B. und MENDEL, L. B.: J. biol. Chem. *37*, 557—601 (1919).

6 MITCHELL, H. H.: Analytical Edition Ind. Eng. Chem. *16*, 696—700 (1944).

7 MITCHELL, H. H.: J. biol. Chem., *58*, 905—922 (1924).

8 MITCHELL, H. H. und BEADLES, J. R.: J. biol. Chem., *71*, 429 (1927).

9 SCHILLER, K.: Archiv für Tierernährung, *3*, 342—359 (1953).

10 SCHILLER, K.: Archiv für Tierernährung, *6*, 92—103 (1956).

Eingegangen am 4. 3. 57

Aus dem Institut für Tierernährung der Forschungsanstalt für Landwirtschaft,
Braunschweig-Völkenrode
(Direktor: Prof. Dr. K. RICHTER)

KLÄRE SCHILLER

Über den Ergänzungswert von Eiweißträgern verschiedener Herkunft in der tierischen Ernährung

4. Mitteilung. Die biologische Wertigkeit von Maiseiweißprodukten und ihre Ergänzung durch Fischmehl, Magermilchpulver und Sojaschrot

Einleitung

Bei der Maisverarbeitung auf Stärke fallen die im Maiskorn enthaltenen Eiweißstoffe als Nebenprodukte an. Ihr Einsatz in der Tierfütterung, der von großem Interesse ist, kann nur dann beste Ausnutzung gewährleisten, wenn die biologische Wertigkeit und die Ergänzungsmöglichkeit durch andere Eiweißträger bekannt sind.

Das Maiskorn enthält, wie jeder andere Eiweißträger tierischer oder pflanzlicher Herkunft, mehrere Eiweißgrundstoffe, die in ihrer Aminosäurezusammensetzung verschieden aufgebaut sind. Die prozentuale Verteilung dieser Grundstoffe im Gesamtkorn kann je nach Sorte oder Standort unterschiedlich sein. OSBORNE und MENDEL [13] fanden: 22% Globuline, Albumine und Proteosen, 41% Zein, 31% Glutelin und 6% in Eiweißlösungsmitteln unlösliche stickstoffhaltige Bestandteile. Das Eiweiß des Endosperm, auch Kleber, Mehlkörper, englisch Gluten genannt, setzt sich auch Zein (Gliadin, Prolanin) und Glutelin zusammen. Der Embryo (Keim) enthält in der Hauptsache Globuline. Die Aminosäurenzusammensetzung der Eiweißbestandteile im Maiskorn ist, soweit sie bisher bekannt ist, in Übersicht 1 zusammengestellt. Danach enthält das Zein kein Lysin und nur sehr wenig Tryptophan. Auch das Arginin und die schwefelhaltigen Aminosäuren reichen für volles Wachstum nicht aus, so daß alle 4 Aminosäuren mehr oder weniger limitierend sind [7, 20].

Im Gesamtprotein des Klebers werden zwar durch das Hinzukommen des Glutelins diese ganz extremen Mängel des Zeins etwas ausgeglichen, es bleiben aber, wenn auch weniger stark, die gleichen 4 Aminosäuren limitierend. Im Eiweiß der Maiskeime scheint nur Lysin und Methionin limitierend zu sein. Im Protein des ganzen Kornes tritt der Lysinmangel am stärksten hervor, aber auch Tryptophan ist noch deutlich limitierend [8, 9].

Da die biologische Wertigkeit des Klebereiweißes wesentlich niedriger als die der Maiskeime ist [10, 18], muß das gesamte Maiseiweiß je nach dem Verhältnis der Eiweißanteile des Klebers und der Keime unterschiedliche Werte ergeben [5]. Aber auch die Werte für das Endosperm bzw. das Embryo-Eiweiß verschiedener Herkünfte variieren, wenn auch nur in gewissen Grenzen [19].

Übersicht 1. *Annähernder Gehalt an essentiellen Aminosäuren in den verwendeten Eiweißträgern (berechnet auf 16% N)*)*

	Voll-eipulver	Milch	Voll-herings-mehl**)	Soja-schrot	Mais	Mais-keime	Mais-kleber	Zein
Valin	7,2	7,0	5,9	5.3	5,3	5,3	5,7	3,0
Isoleucin	7,7	7.5	6,7	6,0	6,4	4,2	5,1	7,3
Leucin	9,2	11,0	8,7	8,0	15,0	7,1	16,0	23,7
Threonin	4,3	4.7	5,2	3,9	3,7	4,4	4,0	3,0
Methionin	4,0	3,2	2,8	1,7	3,1	1,6	2,5	2,3
Cystin	2,4	1.0		1,9	1,5	1,2	1,5	1,0
Phenylalanin	6,3	5,5	4,4	5,3	5,0	5.0	6,6	6,4
Tyrosin	4,5	6,0	1,5	4,0	6,0	5,5	6,3	5,2
Tryptophan	1,5	1,5	1,0	1,4	0,6	1,3	0,6	0,1
Lysin	7,0	8.2	8,1	6,8	2,3	5.8	1.5	0,0
Histidin	2,4	2,6	2,5	2,9	2,5	3,0	2,1	1,7
Arginin	6,6	4,2	8,0	7,3	4,8	8,1	3,1	1,8

*) nach BLOCK und BOLLING [1]
**) nach NEY und and. [12]

Bei einer Erhöhung des Stickstoffgehaltes im Maiskorn durch pflanzenbauliche Maßnahmen nimmt fast nur das Endospermeiweiß zu. So werden die Befunde zahlreicher Autoren erklärlich, daß mit steigendem Stickstoffgehalt die biologische Wertigkeit des Maiseiweißes in linearem Verhältnis fällt [2, 3, 4, 6, 11, 14].

Aus oben Gesagtem geht hervor, daß die biologische Wertigkeit von Maiseiweißprodukten eines unbekannten Materials aus vorhandenen Literaturangaben nicht vorausgesagt werden kann. Vorliegende Arbeit wurde unternommen, um die Verhältnisse für einen in Deutschland zur Verarbeitung gekommenen weißen Mais amerikanischer Herkunft zu klären.

Methodik und Material

Die kombinierten N-Bilanz- und Wachstumsversuche mit Wistar-Ratten zur Bestimmung der biologischen Wertigkeit und der Wachstumsquote wurden in der gleichen Weise durchgeführt, wie sie in Mitt. 1, 2 und 3 dieser Veröffentlichungsreihe [15, 16, 17] beschrieben wurde.

Zur Untersuchung kamen neben dem ganzen Maiskorn die in Naßvermahlung anfallenden Eiweißnebenprodukte (Maisölkuchen und Maiskleber) einer weißen Maissorte amerikanischer Provenienz. Da angenommen werden mußte, daß das Eiweiß des Maisölkuchens durch die beim Pressen auftretenden Temperaturen geschädigt worden ist, wurden außerdem roh gemahlene Maiskeime des gleichen Ausgangsmaterials zum Vergleich herangezogen, denen im Laboratorium durch Ätherextraktion das Öl entzogen worden war. Zur Aufwertung der verschiedenen

Maiseiweißarten wurde Magermilchpulver, Vollheringsmehl und Sojaschrot verwendet. Als Standard diente selbsthergestelltes, fettfreies Eipulver [15] (Übersicht 2).

Übersicht 2. *N-Substanzverteilung der verwendeten Eiweißträger (auf Trockensubstanz berechnet)*

Eiweißträger	Roh-protein % N×6,25	Ges.- N %	Ges.-Eiweiß N %	Unlösl. Eiweiß N %	Lösl. Eiweiß N %	Amid N %	NH 3 N %	α - Amino N %
Mais (weiß) . . .	11,62	1,86	1,49	1,29	0,20	0,010	0,020	0,042
Maiskeime (extrah.)	20,38	3,26	2,97	2,86	0,11	0,07	0,017	0,046
Maisölkuchen .	21,29	3,41	3,06	2,89	0,17	0,033	0,026	0,053
Maiskleber . . .	75,13	12,02	11,46	11,46	0,00	0,027	0,011	0,115
Milchpulver . .	35,31	5,65	5,32	0,15	5,17	0,08	0,001	0,019
Fischmehl . . .	77,75	12,44	9,27	9,03	0,24	0,17	0,24	0,173
Sojaschrot . . .	55,06	8,81	8,28	7,49	0,79	0,05	0,011	0,069

Beschreibung der Versuche

Für die in Übersicht 3 aufgeführten Eiweißträger und Gemische wurde bei einem Roheiweißgehalt von 12% in der Futtertrockenmasse die biologische Wertigkeit und die Wachstumsquote bestimmt. Wegen des zu niedrigen Stickstoffgehaltes im Mais wurden hier nur 9% Roheiweiß in der Futtertrockenmasse gegeben. Da sich im ersten Versuch erwies, daß der Maisölkuchen eine relativ schlechte Verdaulichkeit (66) hatte, wurde ein zweiter Versuch angesetzt, in dem der verdauliche Anteil des Maisölkuchens**) mit 90% des gereichten Roheiweißes dem der übrigen Gruppen angeglichen wurde. Das entspricht einem Anteil von 10,8% verd. Eiweiß auf die Futtertrockenmasse. In den Gemischen wurde das Eiweiß der darin enthaltenen Eiweißträger, wenn nicht anders vermerkt, zu gleichen Teilen gegeben.

Diskussion der Ergebnisse

Obgleich der in diesen Versuchen verwendete *Maiskleber* eine in Naßvermahlung gewonnene Handelsware war, liegt sein Roheiweißgehalt mit 75% in der Trockensubstanz (siehe Übersicht 2) weit über den sonst gefundenen Durchschnittswerten von nur 40–55% [21]. Auch ein amerikanischer, nach dem gleichen Verfahren hergestellter Maiskleber, der von SCHULZ und THOMAS [18] in vergleichbaren Versuchen verwendet wurde, enthielt nur 44% Roheiweiß. Die hohe Eiweißanreicherung des vorliegenden Materials scheint zu Gunsten des Zeinanteiles erfolgt zu sein, in dem das Lysin völlig fehlt, denn wir fanden für die biologische Wertigkeit dieses Maisklebers den sehr niedrigen Wert von 42 (Übersicht 3 und Abb. 1), während SCHULZ und THOMAS für ihr entsprechendes Material 68 fanden. Auch wenn bei letzterem Wert berücksichtigt wird, daß er bei einem Roheiweißanteil von 5% in der Ration und mit ausgewachsenen Tieren erhalten

Übersicht 3. *N-Bilanz- und Wachstumsversuche mit Maisprodukten und Ergänzungsgemischen.* 12% Roheiweiß in der Futtertrockensubstanz. Anfangsgewicht der Ratten etwa 60 g

Eiweißträger	Anzahl der Versuchstiere	Verdaulichkeit		biologische Wertigkeit	m	Netto-Nutzwert***)	Zunahme je g	
		scheinbare	wahre				verdaul. Eiweiß	Roheiweiß
Eipulver	9	83,6	92,9	98,8	± 0,83	91,8	2,57	2,49
Magermilchpulver	6	81,4	91,1	91,4	± 0,92	83,3	2,62	2,34
Fischmehl	5	78,6	89,8	80,9	± 2,17	72,6	2,11	1,89
Sojaschrot	3	82,5	90,1	74,9	± 3,08	67,5	2,45	2,20
Mais*)	6	80,5	90,8	70,1	± 1,66	63,7	1,25	1,16
Maiskeime	6	69,7	80,1	89,3	± 0,69	71,5	2,15	1,73
Maisölkuchen	6	56,2	65,8	80,7	± 1,75	53,1	2,37	1,56
Maisölkuchen**)	6	60,3	67,0	84,6	± 2,85	56,7	1,75	1,18
Maiskleber	5	81,0	89,7	41,9	± 4,31	37,6	0,39	0,35
Maiskleber / Maisölkuchen .	6	70,6	80,7	54,6	± 5,63	44,1	1,63	1,31
Maiskleber / Milch	6	83,2	92,1	79,3	± 2,41	73,0	2,27	2,10
Maiskleber / Fischmehl . .	6	82,5	91,8	68,8	± 2,34	63,2	1,79	1,63
Maiskleber / Soja	6	77,7	87,5	58,5	± 1,76	51,2	2,32	2,04
Maiskleber / Fischmehl 2 : 1	6	82,7	92,9	52,9	± 3,82	49,1	1,23	1,15
Maisölkuchen / Maiskleber Milch**)	6	79,7	87,7	86,3	± 1,53	75,7	1,76	1,55
Maisölkuchen / Maiskleber Fischmehl**)	6	80,5	89,0	81,5	± 1,59	72,5	1,99	1,76
Maisölkuchen / Maiskleber Soja**)	6	74,6	84,7	79,7	± 2,27	67,5	2,03	1,71

*) Mais wurde bei 90% Roheiweiß in der Futtertrockenmasse untersucht.

**) In diesen Gruppen wurde der verdauliche Eiweißanteil des Maisölkuchens mit 10,8% in der Futtertrockenmasse dem der übrigen Gruppen etwa angeglichen.

***) biol. Wertigkeit × wahre Verdaulichkeit.

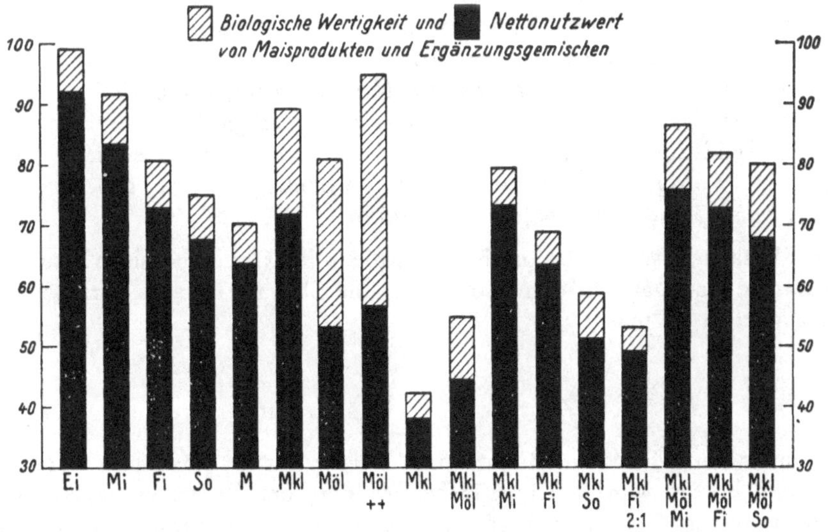

Abb. 1
Ei = Eipulver. Mi = Magermilchpulver. Fi = Fischmehl.
So = Sojaschrot. M = Mais. Mkl = Maiskleber. Möl = Maisölkuchen

wurde, während wir bei 12% Roheiweiß und sehr jungen, wachsenden Tieren arbeiteten, kann kein Zweifel darüber bestehen, daß unser Wert wesentlich niedriger liegt. Obgleich die wahre Verdaulichkeit übereinstimmend mit den Werten amerikanischer Autoren als gut bezeichnet werden kann, ergibt sich für unser Material ein sehr niedriger Nettonutzwert von 37 gegenüber der amerikanischen Ware von 60. Entsprechend sind auch die Zunahmen im Wachstumsversuch sehr gering. Daraus folgt, daß der von uns untersuchte Maiskleber ein sehr minderwertiges Eiweiß enthält, das niemals allein zur Verfütterung kommen sollte.

Das Eiweiß der *Maiskeime* ist in nativer Form, wie es in dem von uns laboratoriumsmäßig extrahierten Präparat vorliegt, von hohem biologischen Wert. Aus der wahren Verdaulichkeit von 80 und der biologischen Wertigkeit von 89 ergab sich ein Nettonutzwert von 71. Im *Maisölkuchen* des gleichen Ausgangsmaterials ist vor allem die wahre Verdaulichkeit durch die Einwirkungen bei der industriellen Verarbeitung erheblich gesunken (auf 66), aber auch die biologische Wertigkeit liegt mit 80–84 etwas niedriger, so daß sich ein Nettonutzwert von 55 ergab. SCHULZ und THOMAS [18] finden für ihr handelsübliches Extraktionsschrot einen Nettonutzwert von 60 (wahre Verdaulichkeit 72 und biologische Wertigkeit 83) und für den Preßölkuchen einen solchen von 46 (wahre Verdaulichkeit 70 und biologische Wertigkeit 66). Das Eiweiß der Maiskeime ist demnach hochwertig, sofern nicht beim industriellen Ölentzug sein Wert gemindert wird.

Eine sehr gute *Ergänzungswirkung* auf *Maiskleber* bzw. ein Gemisch von *Maiskleber und Maisölkuchen* wird durch *Magermilchpulver* erzielt. Mit dem Nettonutzwert von 75,7 im letzteren und 73,0 im ersteren Falle steht der Wert dieser Gemische an erster Stelle nach dem Eipulver und dem Magermilchpulver selbst.

Die Wirkung des von uns verwendeten *Fischmehles* ist geringer, besonders auf den Maiskleber allein. Der Nettonutzwert von 63 ist ebenso hoch wie der des Maiseiweißes und niedriger als der des Maiskeimeiweißes. Das Gemisch von Maiskleber und Maisölkuchen mit Fischmehl ist ebenso gut wie Fischmehl allein. Nettonutzwert 72,5. *Sojaschrot* scheint Maiskleber gar nicht zu ergänzen, während das Gemisch mit Maiskleber und Maisölkuchen auch bei einer höheren biologischen Wertigkeit, aber niedrigeren Verdaulichkeit den gleichen Nettonutzwert von 67,5 wie das Sojaschrot erreicht.

Der Maiskleber sollte also nach Möglichkeit im Gemisch mit Maisölkuchen zur Verwendung kommen, dem dann noch die üblichen Kraftfutterzusätze beigegeben werden sollten.

Zusammenfassung

In kombinierten Stickstoff-Bilanz- und Wachstumsversuchen mit männlichen, wachsenden Ratten wurden Eiweißnebenprodukte der Verarbeitung von amerikanischem weißem Mais und Ergänzungsgemische mit Magermilchpulver, Fischmehl und Sojaschrot auf ihre wahre Verdaulichkeit und biologische Wertigkeit untersucht.

Das Eiweiß des Maisklebers ergab bei guter Verdaulichkeit (90) eine sehr schlechte biologische Wertigkeit (42), so daß sein Nettonutzwert mit 38 sehr gering ist.

Die Maiskeime enthalten ein wertvolles Eiweiß (wahre Verdaulichkeit 80, biologische Wertigkeit 89), das aber durch den industriellen Ölentzug je nach der Methode mehr oder weniger leidet.

Zur Ergänzung beider Maiseiweißarten ist Magermilchpulver am geeignetsten (Nettonutzwert 76). Das von uns verwendete Fischmehl ergab einen etwas niedrigeren Wert von 73, während mit Sojaschrot nur ein solcher von 68 erreicht werden konnte.

Summary

A series of combined nitrogen metabolism and growing trials were conducted using growing male rats to determine the true digestibility and biological value of commercial protein-by-products of the wet-milling of American white corn, and some supplementary mixtures with dried skim milk, fish meal and soybean oil meal.

The protein of corn gluten had the quite good true digestibility of 90, but as its biological value was rather low (42), its net protein utilisation was only 38.

The corn germ contains a quite valuable protein of a true digestibility of 80 and a biological value of 90, but this value is more or less diminished depending on the method by which the oil is extracted.

The best supplementary effect on these two proteins was obtained by dried skim milk (net-protein utilisation 76), with fishmeal the value was a little lower (73), and with soybean oil meal it was only 68.

Literaturverzeichnis

[1] BLOCK, R. J., und BOLLING, D.: The amino acid composition of proteins and foods. Charles C. Thomas, Springfield, Illinois, 1951.

[2] DOBBINS, F. A., Krider, J. L., HAMILTON, T. S. und TERRILL, S. W.: J. Animal Sci., *9*, 654 (1950).

[3] DOBBINS, F. A., KRIDER, J. L., HAMILTON, T. S., EARLEY, E. B. und TERRILL, S. W.: J. Animal Sci., *9*, 625 (1950).

[4] EGGERT, R. S., BRINEGAR, M. J. und ANDERSON, C. R.: J. Animal Sci., *12*, 282 (1953).

[5] HANSEN, D. W., BRIMHALL, B. und SPRAGUE, G. F.: Cereal Chem., *23*, 329—335 (1946).

[6] HOGAN, A. G., GILLESPIE, G. T., KOCTURK, O., O'DELL, B. L. und FLYNN, L. M.: J. Nutrition, *57*, 225—239 (1955).

[7] KLIGLER, D. und KREHL, W. A.: J. Nutrition *41*, 215—229 (1950).

[8] McCOLLUM, E. V., SIMMONDS, N. und PITZ, W.: J. biol. Chem. *28*, 483—499 (1916/17).

[9] MITCHELL, H. H. und SMUTS, B. S.: J. biol. Chem. *95*, 263—281 (1932).

[10] MITCHELL, H. H. und BEADLES, J. R.: Science *99*, 129—130 (1944).

[11] MITCHELL, H. H., HAMILTON, T. S. und BEADLES, J. R.: J. Nutr. *48*, 461—476 (1952).

[12] NEY, PH. W., DEAS, C. P. und TARR, H.L. A.: J. Fish. Res. Bd. Can. *7*, 564 (1950).

[13] OSBORNE, TH. B. und MENDEL, L. B.: J. biol. Chem. *18*, 1—16 (1914).

[14] SAUBERLICH, H. E., CHANG, W. Y. und SALMON, W. D.: J. Nutr. *51*, 623—635 (1953).

[15] SCHILLER, K.: Archiv f. Tierernährung *3*, 342—359 (1953).

[16] SCHILLER, K.: Archiv f. Tierernährung *6*, 92—103 (1956).
[17] SCHILLER, K.: Archiv f. Tierernährung *7*, 244 – 249 (1957).
[18] SCHULZ, J. A. und THOMAS, B. H.: Cereal Chem. *26*, 60—66 (1949).
[19] SCHULZ, J. A. und THOMAS, B. H.: Cereal Chem. *26*, 67—71 (1949).
[20] SURE, B., EASTERLING, L., DOWELL, J., CRUDUP, M. und SCRIMSHAW, N. S.: J. Agric. Food Chem. *1*, 626—629 (1953).
[21] Futterwerttabellen der D.L.G., *17* (1952). Verlagsgesellschaft der Deutschen Landwirtschaftsgesellschaft, Frankfurt/Main.

Eingegangen am 15. 5. 57

FSC
www.fsc.org
MIX
Papier | Fördert
gute Waldnutzung
FSC® C083411

Kolibri 360 GmbH
Ferdinand-Jühlke-Straße 7
99095 Erfurt, Deutschland
produktsicherheit@kolibri360.de